EMAGREÇA
e saiba como

DR. ALFREDO HALPERN

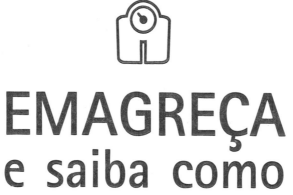

EMAGREÇA
e saiba como

3ª edição

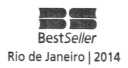

Rio de Janeiro | 2014

CIP-BRASIL. CATALOGAÇÃO NA FONTE
SINDICATO NACIONAL DOS EDITORES DE LIVROS, RJ.

H184e Halpern, Alfredo, 1941-
3ª ed. Emagreça e saiba como / Alfredo Halpern. – 3ª ed. –
        Rio de Janeiro: Best*Seller*, 2014.

ISBN 978-85-7684-712-0

1. Emagrecimento. 2. Hábitos alimentares. 3. Hábitos de saúde. 4. Qualidade de vida. I. Título.

13-1175.   CDD: 613.25
                                        CDU: 613.24

Texto revisado segundo o novo Acordo Ortográfico da Língua Portuguesa.

Título original norte-americano
EMAGREÇA E SAIBA COMO
Copyright © 2013 by Dr. Alfredo Halpern

Capa: Sense Design
Editoração eletrônica: Abreu's System

Todos os direitos reservados. Proibida a reprodução,
no todo ou em parte, sem autorização prévia por escrito da editora,
sejam quais forem os meios empregados.

Direitos exclusivos de publicação em língua portuguesa para o mundo
reservados pela
EDITORA BEST SELLER LTDA.
Rua Argentina, 171, parte, São Cristóvão
Rio de Janeiro, RJ – 20921 380

Impresso no Brasil

ISBN 978-85-7684-712-0

Seja um leitor preferencial Record.
Cadastre-se e receba informações sobre
nossos lançamentos e nossas promoções.

Atendimento e venda direta ao leitor
mdireto@record.com.br ou (21) 2585-2002

À minha filha, Renata, que me incentivou a escrever este livro e me ajudou muito em sua elaboração.

SUMÁRIO

Introdução   9

I   Como avaliar a obesidade   13
II   As obesidades   19
III   Obesidade – quais são suas causas?   29
IV   Tratamento da obesidade:
questões básicas   37
V   Tratamento convencional   43
VI   O Sistema de Pontos
(como calculá-los?)   59

INTRODUÇÃO

Gordo, gordinho, obeso...

Gordo é a palavra popular. Obeso, o termo mais científico. Gordinho é mais afetivo. Gordo, obeso ou gordinho, tanto faz (pelo menos neste livro).

Fundamentalmente, esses nomes definem uma pessoa que sofre por ser "diferente" do que se convencionou chamar de normal. E como sofre!

Sofre por vários motivos.

Se já não se sente bem por ser diferente, sente-se pior ainda porque é discriminada. Observem que uma pessoa muito gorda é alvo da atenção de todos em qualquer lugar.

Se o gordinho, em um bar, um restaurante, uma festa, come muito doce, por exemplo, um "magro" cutuca outro "magro" e diz: "Não é à toa que é gordo!" Ao seu lado, no entanto, um desses magros odientos, que podem comer o que quiserem e não engordam, come o dobro!

O gordo também sofre porque se sente culpado pelo fato de ser gordo: em outras palavras, os gordinhos sofrem porque são diferentes, são acusados por serem diferentes e se acreditam culpados por essa diferença. Neste livro, vou tentar mostrar que **ninguém é gordo** porque quer e que, em geral, a **obesidade é doença, e não falta de vergonha!**

Por outro lado, **os gordos representam uma boa fonte de renda!** Atrás dessa riqueza, prolifera uma enormidade de atividades que tentam — e conseguem — explorar esse filão.

Não há uma semana sequer em que não apareça uma novidade no campo da obesidade, como uma nova medicação milagrosa, um novo creme, uma nova erva dotada de poderes fantásticos, um charlatão produtor de uma fórmula infalível, cintas, supositórios, equipamentos eletrônicos etc. etc. etc. E os gordinhos caem nesse "conto": ávidos por se tornar esbeltos, atiram-se com sofreguidão na direção de qualquer tentativa nesse sentido. Gastam o que têm e o que não têm: saúde, dinheiro e esperança e, invariavelmente, saem da aventura mais decepcionados ainda, porém aguardando novos milagres. Que sempre surgem (e desaparecem)!

Do ponto de vista da comunicação visual, sonora e escrita, o fenômeno se repete: não há um dia sequer em que um canal de televisão, uma estação de rádio, um jornal, uma revista ou um site não publique alguma novidade sobre obesidade. E, em geral, essa novidade é uma bobagem ou apenas uma promessa para muitos anos à frente.

E os livros, então? É raro deixarmos de encontrar na lista dos mais vendidos pelo menos uma obra que fale sobre emagrecer, quer através de métodos especiais de abordagem do assunto, quer através de dietas, o mais das vezes completamente desprovidas de qualquer fundamento científico. (Juro que não é o caso deste livro!)

Com base nesse fenômeno, e consciente de que a esmagadora maioria das pessoas continua absolutamente desinformada acerca do que é obesidade e dos meios possíveis para combatê-la, me aventurei a escrever este livro, que tem por objetivo exatamente esclarecer às pessoas insatisfeitas o que existe em relação a esse tema.

Naturalmente, o leitor perguntará: como saber se suas opiniões não expressam inverdades? Que prepotência é essa que o autoriza a escrever um livro para esclarecer o assunto, afirmando que o que existe até o momento não se reveste de qualquer fundamento?

Longe de mim querer ser o dono da verdade! Não tenho nenhum receio de afirmar que não só não sei tudo sobre o assunto, como também ninguém sabe. Por uma razão muito simples: embora seja a doença (e é doença, sim!) metabólica mais comum no mundo (evidentemente, entre as pessoas que têm acesso a comida), muitos de seus aspectos ainda são desconhecidos!

Os últimos anos trouxeram uma grande quantidade de novas informações sobre o assunto; inúmeros centros em todo o mundo, institutos de pesquisa, cientistas, universidades, organizações de saúde, entre outros, vêm estudando com bastante denodo a obesidade, e novas luzes estão sendo lançadas sobre ela.

Como médico interessado no assunto e profissional ligado à Universidade de São Paulo, com cerca de quarenta anos de experiência lidando com gordinhos, depois de ler muito sobre o assunto e de haver frequentado assiduamente congressos no mundo inteiro sobre obesidade, peço ao leitor crédito para esse meu intuito de transmitir algumas informações que considero úteis sobre um tema tão controverso. Move-me, particularmente, a intenção de tentar absolver o gordinho (o nome mais simpático) diante da sociedade e de si mesmo, das culpas a ele atribuídas. **Move-me também a vontade de tentar afastar a população, ávida para se tornar esteticamente mais interessante, dos caminhos do charlatanismo e da exploração econômica.**

Pretendo, com este livro, preencher uma lacuna entre o que é conhecimento científico sobre obesidade e o que é a crença da esmagadora maioria das pessoas (incluindo-se, aqui, muitos médicos), que, no geral, desvalorizam a obesidade e o obeso!

Finalmente, coloco neste livro minha dieta dos pontos, que uso há cerca de quarenta anos, que pode lhe proporcionar um meio de comer de tudo, ter prazer de comer, emagrecer e se manter magro!

Leia o livro atentamente, entenda o que acontece com você, emagreça com saúde e aprenda a manter seu peso!

I

COMO AVALIAR A OBESIDADE

Obesidade é um termo que designa excesso de tecido gorduroso no organismo. Parece simples, não? Mas não é!

Para caracterizarmos um excesso, temos de saber o que é normal. Qual é a quantidade normal de gordura que um indivíduo deve ter? Como medi-la? Aqui já esbarramos em grandes dificuldades.

Para tentar simplificar, eu diria que, como regra geral, o homem é obeso se tiver mais de 25% de gordura em seu organismo; e a mulher, se tiver mais de 30%. Como se vê, a mulher é mais gorda que o homem, e é isso que lhe permite ter as formas mais arredondadas. A natureza é sábia!

Até pouco tempo atrás, os métodos que mediam a gordura no organismo eram extremamente complicados e dispendiosos. Hoje em dia, isso se tornou mais fácil, seja através de métodos radiológicos, como a medida da composição corpórea através da emissão de raios X, que permitem avaliar a quantidade de osso, massa magra e gordura do organismo, ou através de um método denominado "bioimpedância", em que uma minicorrente elétrica circulando entre a mão e o pé permite diferenciar os dois componentes, gordo e magro, do organismo. Essa medição dura apenas alguns segundos e está disponível em muitos lugares!

Mas esses métodos ainda não estão disponíveis para todos, razão pela qual empregamos meios mais simples, utilizando peso e altura. Qualquer pessoa já deve ter ouvido falar que um indivíduo com tantos centímetros deve ter x quilos; a teoria mais difundida é a que afirma que uma pessoa deve ter 10kg a menos que sua altura, tirando-se o metro, naturalmente; por exemplo, um indivíduo de 1,70m deveria ter 60kg. Isso em geral não funciona! Mesmo tendo a mesma altura, duas pessoas podem ter constituições completamente diferentes; só para exemplificar: um halterofilista, ou um lutador de boxe, pode ter, digamos, 1,80m e pesar 100kg, e não ser gordo, pois sua massa muscular é muito desenvolvida.

Por outro lado, um homem sedentário, com os mesmos 1,80m, pode pesar 80kg e ter excesso de tecido gorduroso.

Chegamos, então, a uma conclusão importante: **não é só através do peso que se pode avaliar se uma pessoa é gorda ou não, e sim, principalmente, por sua constituição.**

TABELA DA METROPOLITAN LIFE INSURANCE COMPANY
PESO MÉDIO (kg) EM RELAÇÃO À ALTURA

Altura	HOMENS		MULHERES	
	Média	Faixa	Média	Faixa
1,473			46,2	44,7 – 54,0
1,498			47,1	47,1 – 55,3
1,523			48,5	43,5 – 56,7
1,549			49,9	45,9 – 58,1
1,575	55,8	50,8 – 63,9	51,3	46,2 – 59,4
1,600	57,6	52,2 – 65,3	52,3	47,6 – 60,8
1,626	58,9	53,5 – 67,0	54,4	49,0 – 62,6
1,651	60,3	54,9 – 69,0	55,8	50,3 – 64,4
1,676	61,7	56,3 – 70,8	58,1	51,7 – 66,3
1,72	63,5	58,1 – 73,0		53,5 – 68,00
1,727	65,8	59,9 – 75,3	61,7	55,3 – 69,9
1,753	67,6	61,7 – 77,1	63,5	57,1 – 71,7
1,778	69,4	63,5 – 78,9	65,3	58,9 – 73,9
1,83	71,7	65,3 – 81,2	67,1	60,8 – 76,2
1,829	73,5	67,1 – 83,5	69,0	62,6 – 78,5
1,854	75,3	69,0 – 85,7		
1,880	77,6	70,8 – 88,0		
1,95	79,8	72,6 – 90,1		
1,930	82,2	74,4 – 92,5		

Desse modo, em geral há críticas ao uso de tabelas entre peso e altura. A mais aceita na área científica é a da Metropolitan Life Insurance Company, não por acaso uma companhia de seguros, visto que, na prática, os obesos ficam mais doentes e morrem mais cedo que os magros. Portanto, seguindo um raciocínio absolutamente comercial, os obesos devem pagar mais por seu seguro. Como já foi dito, há inúmeras críticas a essa e outras tabelas, portanto o mundo científico vem procurando outras formas de avaliar os graus de obesidade. Hoje em dia, a mais utilizada é o Índice de Massa Corpórea (IMC), que é facilmente obtido dividindo-se o peso em quilos pela altura em metros ao quadrado.

Exemplo: um indivíduo com 70kg e 1,75m terá um IMC = 70/ 1,75 x 1,75 = 22,8kg/m².

Esse método tem a vantagem de ser um pouco mais preciso que a simples avaliação do peso em relação à altura. Como regra geral, chamamos de pesados (ou com sobrepeso) os indivíduos com IMC superior a 25kg/m² e, de obesos, aqueles com IMC acima de 30kg/m².

Provavelmente, muitos leitores estão pensando: por que necessitamos saber, com tantos detalhes, a constituição dos indivíduos e sua categorização?

A resposta baseia-se em estatísticas: **quanto maior o Índice de Massa Corpórea, maior a probabilidade de doenças** do tipo diabetes mellitus, hipertensão arterial, elevação de gordura no sangue, apneia do sono e, particularmente, doenças cardiovasculares (infarto do miocárdio, angina do peito, acidentes vasculares cerebrais etc.), além de mortalidade precoce.

Antes que todos pensem que, portanto, quanto mais magra uma pessoa, melhor, devo dizer que **o índice de mortalidade também aumenta principalmente em virtude de doenças infecciosas, tabagismo e afecções pulmonares nos indivíduos com Índice de Massa Corpórea baixo.**

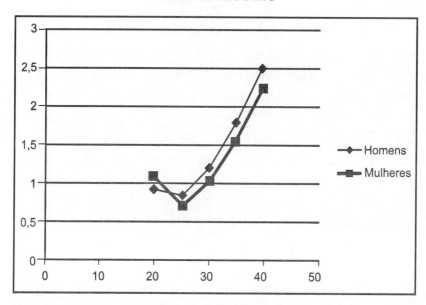

Figura 1: No gráfico, traz-se a taxa de mortalidade para cada mil habitantes — homens e mulheres — em relação ao IMC. (Essa curva em J é característica; foi a mesma em vários estudos científicos realizados em diversos países.)

E daí? Daí que tudo leva a crer que as faixas de Índice de Massa Corpórea ideais oscilam entre 22 e 27kg/m². Chegamos, então, a outra conclusão importante: **muitos indivíduos considerados pesados não correm mais risco de ficar doentes ou de morrer em relação a indivíduos tidos como normais.** Voltando, portanto, à pergunta, diríamos que o Índice de Massa Corpórea serve para sinalizar que **indivíduos com um valor acima de 30kg/m² correm sério risco de apresentar algumas doenças,** pelo menos a longo prazo.

Mas não é só isso. Atualmente, sabemos que, mais importante que a quantidade de gordura apresentada por um indivíduo é a distribuição da gordura em seu organismo, que determina o risco de apresentar algumas doenças.

É fato amplamente comprovado que existem duas formas de obesidade no que toca à distribuição: uma em que a gordura se distribui de maneira central, no tronco, no tórax e no abdômen, sendo que os braços e as pernas tendem a ser menos volumosos, dando ao indivíduo a forma semelhante à de uma maçã (e, por isso, chama-se obesidade em maçã). Como todos já devem ter notado, essa forma de gordura predomina nos homens, razão pela qual é também chamada de obesidade androide.

Faz parte desse tipo de obesidade a chamada "barriguinha da felicidade", da "prosperidade" ou, popularmente, de "chope". Seria tudo muito bonito não fosse o fato de **que esse tipo de gordura em "maçã" é o mais associado a doenças. Dito de uma forma trágica, é aquele que "pode matar" o indivíduo.**

O outro tipo de obesidade predomina nas mulheres, apresentando uma distribuição mais periférica, com maior quantidade de gordura nas nádegas e nas coxas, podendo também haver bastante adiposidade no abdômen, especificamente na parede abdominal (ao contrário da obesidade central, que é fundamentalmente intra-abdominal, ou seja, entre as vísceras).

Esse tipo de distribuição de gordura recebe o nome de obesidade em "pera", por motivo óbvio, ou ginoide, por predominar nas mulheres.

A obesidade em "pera" não está, grosso modo, relacionada a doenças cardiovasculares, ou seja, não mata, embora possa estar associada a problemas ortopédicos, de pele, varizes, entre outros. Por outro lado, é o tipo que apresenta a famosa celulite, uma das maiores fontes de renda dos institutos de beleza, dos fabricantes de cremes, de cintas, de máquinas emagrecedoras e de outras charlatanices amplamente disseminadas.

É claro que nem todos os gordos têm obesidade em "maçã" e nem todas as gordas têm obesidade em "pera"; por outro lado, nem sempre é possível caracterizar-se perfeitamente o tipo de obesidade de um indivíduo (por exemplo, os grandes obesos tendem a apresentar os dois tipos de obesidade, "maçã" e "pera", ou seja, têm excesso de gordura no subcutâneo e dentro do abdômen). Os métodos mais fidedignos para avaliar a gordura visceral são a tomografia computadorizada ou a ressonância magnética, métodos sofisticados e muito caros, que, obviamente, não podem ser usados no dia a dia.

Na prática, usamos a medida da circunferência do abdômen. No meio da distância entre a última costela e a crista ilíaca (aquela protuberância na região anterior do quadril), colocamos uma fita métrica que dá a volta no abdômen. Se o número obtido for igual a 80cm na mulher ou 94cm no homem, o risco de doenças cardiovasculares é aumentado. Valores superiores a 88cm ou 102cm, então, sinalizam grande risco!

Atualmente, tende-se a levar em conta a altura do indivíduo para valorizar a circunferência abdominal. É óbvio que, por exemplo, dois indivíduos com 95cm de circunferência, mas com alturas muito diferentes (digamos, 1,80m e 1,60m), terão repercussões metabólicas diferentes. Por enquanto, a tendência é achar que o ideal é uma circunferência inferior à metade da altura em centímetros (por exemplo, em uma mulher com 1,60m, o valor da circunferência deveria ser inferior a 80cm do abdômen).

Até agora, tentamos apenas classificar os obesos de acordo com o grau de obesidade e a distribuição do tecido gorduroso, levando-se em conta, principalmente, o aspecto do perigo para a saúde.

Devo admitir, contudo, que uma boa parcela dos indivíduos que nos procuram por se sentirem gordos parece não apresentar risco de doença devido à sua gordura, nem do ponto de vista do Índice de Massa Corpórea, nem da distribuição adiposa. No entanto, sofrem pelos quilos a mais que pensam ter e que representam uma grande fonte de desprazer.

Uma mulher de, por exemplo, 1,65m que sempre teve 50kg e que agora está com 60kg, tem um Índice de Massa Corpórea inferior a 25kg/m^2 e, portanto, não é nem pesada, mas, certamente, sente-se infeliz porque está gorda para seus parâmetros.

Há, portanto, além dos métodos objetivos, os dados subjetivos, que devem ser valorizados em cada indivíduo. Cabe a nós, pessoas procuradas para tentar resolver seus problemas, analisar cuidadosamente cada caso; lembro, em especial, a importância que a sociedade contemporânea dá ao corpo e que, por vezes, resulta em graves anormalidades de comportamento. Sem chegar aos extremos da anorexia nervosa, vejo com uma frequência cada vez maior uma entidade que chamo de morfomania (mania pela forma), em que pessoas, particularmente as jovens, submetem-se a dietas rigorosíssimas e a uma atividade física violenta para atingir um peso por elas considerado ideal e que, se não atingido, provoca grande sofrimento!

II

AS OBESIDADES

Um dos erros mais comuns é o de acharmos que todos os obesos são iguais. Estou cansado de ler artigos ou livros sobre personalidade, comportamento social ou as carências afetivas do obeso. Pela crença geral, o gordo é um indivíduo com pouca força de caráter, que come muito e é preguiçoso. De modo geral, um bom sujeito, embora terrivelmente guloso.

Isso é uma grande bobagem!

Provavelmente há gordos desse tipo, mas, seguramente, há muitas outras formas de obesidade.

Estou convicto de que há vários tipos de obesidade; em outras palavras, assim como existem várias causas para hipertensão arterial, para as doenças do coração, para a elevação nos níveis de colesterol ou de açúcar no sangue, também existem várias causas para a obesidade.

Em primeiro lugar, devemos admitir que **existe, sem dúvida alguma, uma predisposição genética para a obesidade**; sabemos que filhos de pais e mães obesos têm, no mínimo, 70% de chance de se tornar obesos, enquanto filhos de pais magros têm cerca de 15% de chance.

Essa preponderância familiar da obesidade pode, eventualmente, ser atribuída a hábitos de casa que levam ao excesso de peso, como, por exemplo, a tendência a comer alimentos mais calóricos e a ter uma vida mais ociosa; esse é um fato indiscutível, mas, certamente, há uma influência genética na obesidade, e vou tentar dar alguns exemplos disso.

Como todo mundo sabe, **o melhor** exemplo de identidade genética é o de gêmeos univitelinos, que apresentam exatamente os mesmos genes.

A correlação de peso entre gêmeos univitelinos é nitidamente maior que entre quaisquer outros membros da família. Mais ainda, estudos conduzidos na Escandinávia pelo Dr. Albert Stunkard, eminente autoridade em estudos sobre obesidade, mostraram que essa maior correlação persiste mesmo quando os gêmeos foram criados em casas e, por vezes, até mesmo em cidades diferentes.

Explicando: durante os primeiros anos do século XX, as condições econômicas dos países europeus impediam, por vezes, que as famílias criassem todos os seus filhos em casa, o que as levava a separar alguns irmãos.

Isso também aconteceu na Escandinávia. Nos Países Escandinavos, particularmente na Dinamarca e na Suécia, a vida dos cidadãos está registrada em todos os detalhes, o que possibilita acompanhá-los até a morte. Pois bem, **seguindo esses gêmeos idênticos e criados em casa diferentes até a vida adulta e analisando-os, verificou-se que tinham maior identidade de peso do que os gêmeos bivitelinos** — ou seja, indivíduos com a mesma idade, nascidos dos mesmos pais, mas geneticamente diferentes — **vivendo na mesma casa!**

Outro modelo humano para verificar a influência genética é o estudo de filhos adotivos, comparando-os com os pais que os adotaram, portanto com quem compartilham a mesma casa, mas não os genes, e com os pais biológicos, com quem compartilham genes, mas não o lar e os hábitos. Um estudo também efetuado na Escandinávia pelo mesmo Dr.Stunkard **notou uma óbvia correlação de peso entre os filhos e os pais biológicos e uma não correlação entre eles e seus pais adotivos (ou seja, há preponderância dos genes sobre o ambiente).**

Não só a obesidade tem influência genética, como a capacidade de engordar com a mesma alimentação varia de acordo com os genes.

O Dr. Claude Bouchard, famoso estudioso de obesidade, realizou um estudo importantíssimo em que superalimentou (84 mil calorias acima do normal em um período de cem dias) oito pares de gêmeos univitelinos. E qual resultado obteve? Todos ganharam peso, é óbvio, mas os ganhos foram diferentes: houve alguns que ganharam "só" 4kg, enquanto outros incorporaram até 12kg, o que mostra que a capacidade de engordar varia de pessoa para pessoa. Mais ainda, o ganho de peso e a distribuição de gordura foram similares entre os componentes de um mesmo par de gêmeos, mostrando que o **ganho de peso e a composição corpórea com excesso alimentar também têm um componente genético.**

Mais exemplos? Um dos mais impressionantes que eu conheço e que tive a oportunidade de ver pessoalmente é o caso dos índios americanos Pima, que vivem junto ao Rio Gila, em Phoenix, no Arizona. Esses índios apresentam incidência de 75% de obesidade e de 50% de diabetes mellitus! O interesse que despertaram foi tão grande que o National Institute of Health (EUA) — que, em minha opinião, é o instituto de pesquisas mais importante do mundo, sediado em Bethesda, ao lado de Washington —, em vez de trazer os índios para sua sede, a fim de estudá-los, optou por construir um hospital com um moderníssimo centro de pesquisas em Phoenix.

A história desses índios é muito curiosa e instrutiva: vieram para a América há milhares de anos, nas correntes migratórias da Ásia, através do Estreito de Behring congelado.

Um ramo estabeleceu-se no México e outro no Arizona, junto ao vale do Rio Gila, onde levavam vida de índio: caçavam, pescavam, comiam de suas plantações, basicamente utilizando-se do rio. **E eram magros!** Eis que surgiu o homem branco e, para irrigar suas terras, utilizou o rio e desviou seu curso, causando, enfim, um transtorno ecológico que modificou, para muito pior, a vida dos índios, os quais passaram por inúmeras provações, alguns até morrendo de fome; outros começaram a trabalhar com os brancos e se adaptaram às suas condições. Passados alguns anos, as leis dos Estados Unidos trouxeram uma vida mais decente aos índios que já haviam se acostumado à vida dos colonizadores, incluindo-se aí a abundante quantidade de comida, obtida com maior facilidade, e os hábitos mais sedentários. E eles engordaram! E como!

Não é que sejam só gordinhos; boa parte apresenta um tipo de obesidade denominado obesidade mórbida, em que o já conhecido Índice de Massa Corpórea ultrapassa 40kg/m².

Que lição aprendemos com esses índios? A mais importante é a de que as condições de vida intercaladas, especialmente quando a sucessão é primeiro fome e depois abundância, podem levar a uma obesidade extrema. E o que isso tem a ver com os genes? Os pesquisadores que estudaram os casos, particularmente os Drs. Peter Bennett e Eric Ravussin (com quem tive o prazer de trabalhar), acreditam que a fome fez com que sobrevivessem os indivíduos capazes de "economizar" energia e que o restabelecimento de condições normais de alimentação levou esses "poupadores" a ganhar um peso excessivo; o cruzamento desses indivíduos entre si levou a essa capacidade espetacular de obesidade. Isso me faz lembrar uma afirmação frequentemente utilizada para depreciar os obesos: "Não havia gordos nos campos de concentração." **Claro que não, mas garanto que os que resistiram por mais tempo foram os que tinham mais gordura de reserva no início.** Em última análise, ter o gene da obesidade parece proteger o indivíduo em condições de fome, mas é prejudicial em condições de abastecimento alimentar normal.

Em contrapartida, os índios Pima no México ainda levam uma vida razoavelmente semelhante à vida de seus antepassados e não apresentam prevalência exagerada de obesidade.

Essas evidências de obesidade como doença genética são muito interessantes e, a meu ver, bastante previsíveis. **A cor dos olhos, a forma do nariz, dos pés, das mãos, a forma de andar, o QI, entre outros fatores, são genéticos: por que não a forma do corpo?**

Olhem para os cães: há raças gordinhas, como os bassets e os beagles, e há raças nitidamente magras, como os afgans.

Antes que, diante das evidências genéticas de obesidade, os leitores cheguem à conclusão de que nada se pode fazer, ou seja, que se nasce ou não se nasce obeso, devo dizer que um estudo realizado com cachorros mostrou que 40% dos cães com donos gordos são obesos, mas, em compensação, apenas 25% dos cães com donos magros o são, o que evidencia a importância do ambiente.

Ter genética para ser obeso não é sinônimo de ser inevitavelmente obeso!

Sintetizando, então, nosso conhecimento até agora, podemos dizer que **há vários tipos de obesidade: boa parte com agregação familiar e com um componente genético bastante provável. A essa influência genética, acrescem-se fatores ambientais que exacerbam a tendência para o ganho de peso.**

Examinando milhares de indivíduos obesos, fiquei absolutamente convencido de que podemos dividi-los em alguns grupos bem definidos, a saber:

1. **Obesos de nascença** — são indivíduos que sempre foram gordinhos, a não ser, eventualmente, nos episódios de "regime", invariavelmente seguidos de reganho de peso. Esse tipo de gordura é, do ponto de vista clínico, provavelmente associado à tendência genética e representa cerca de 30% dos casos de obesidade.

2. **Obesidade pubertária** — é o que aparece na puberdade e prevalece nas meninas; há varias explicações, inclusive psíquicas (alterações emocionais que acometem as adolescentes) e hormonais (surgimento dos hormônios sexuais, que podem causar ganho de peso). Embora essas causas sejam prováveis, a verdade é que há uma nítida história familiar de obesidade que aparece na puberdade; ou seja, frequentemente a mãe e a avó materna sofreram alterações semelhantes.

3. **Obesidade após o casamento** — esse tipo de ganho de peso que sucede o casamento (excluindo-se a gravidez) prepondera nos homens e deve-se ao maior sedentarismo e à maior quantidade de alimentos ofertados ao homem após o casamento. Minha impressão é de que, até alguns anos atrás, com as mulheres se dedicando mais às atividades do lar, o fenômeno era muito mais comum que atualmente, quando, certamente, se dedicam mais ao trabalho fora de casa.

4. **Obesidade após a gravidez** — é extremamente comum e também pode ser atribuída a causas psíquicas, hormonais e genéticas. A capacidade que algumas mulheres têm de engordar durante a gravidez é fantástica, havendo casos de ganho de várias dezenas de quilos até o fim da gestação!
5. **Obesidade após cessação de atividade física** — entre os casos mais graves de obesidade masculina, estão os de ex-atletas. Indivíduos que tinham uma atividade física intensa acostumaram o corpo e o estômago a esse ritmo de gasto energético; cessada a atividade por uma lesão traumática, por preguiça ou pelo ritmo da vida, que pode exigir mais tempo para o trabalho e menos tempo para a chamada cultura física, o indivíduo deixa de gastar milhares de calorias, o que resulta em acúmulo de gordura, principalmente porque reduz a quantidade de calorias gastas, mas não a ingestão de calorias.
6. **Obesidade após deixar de fumar** — outra forma de se ganhar peso é deixar de fumar. E por quê? Existem pelo menos duas explicações: o indivíduo come mais (para compensar a fase oral, dirão os freudianos; porque os alimentos ficam mais gostosos, dirão os fisiologistas) e gasta menos calorias (ao deixar de fumar, há uma economia de cerca de 4% no gasto energético). Cuidado, no entanto, ex-fumante que engordou: sua chance de ficar doente é bem maior como um magro fumante que como um gordo não fumante; e, mais ainda, voltar a fumar provavelmente não vai fazê-lo emagrecer!
7. **Obesidade causada por drogas** — algumas medicações indubitavelmente podem fazer engordar. A cortisona e seus derivados representam um exemplo clássico; algumas pílulas anticoncepcionais, em certas mulheres, podem levar ao ganho de peso. Outras drogas podem produzir esse efeito, mas eu gostaria de destacar o papel de alguns antidepressivos; cerca de um terço dos pacientes que tomam antidepressivos ou estabilizadores de humor ganham peso, principalmente por se tornarem compulsivos por comida, especialmente por doces.

Dada a frequência com que, hoje, esses remédios são usados, reputo esse fato da maior importância. Pior ainda, recorre-se, cada vez mais, a remédios mais modernos, como Olanzapina, Clozapina, Mirtazapina e Quetiapina, que são verdadeiras bombas-relógio para detonar obesidade.

Também os medicamentos utilizados para fertilização podem causar ganhos acentuados de peso.

8. **Obesidade na menopausa** — é comum o fato de mulheres na menopausa terem nítida alteração em seu corpo, incluindo-se o ganho de peso; mais interessante ainda é o fato de que esse acúmulo de tecido adiposo, particularmente no abdômen, pode ser atenuado com o uso de hormônios femininos, o que põe em xeque a crença de que os hormônios sempre engordam (menopausa aumenta a chance de obesidade "em maçã", enquanto hormônios podem levar ao acúmulo tipo "pera").

9. **Outras causas** — aqui podemos incluir, por exemplo, a retirada do útero, a laqueadura das trompas para esterilização, em que, embora a obesidade possa ser atribuída a causas psíquicas (perda da capacidade de ser mãe, por exemplo), existem fortes evidências também de alteração hormonal.

Em 2005, avaliei prontuários de 2.929 mulheres nos quais constavam as épocas de aparecimento do ganho de peso.

34% eram gordinhas desde o nascimento.

10% ganharam peso na puberdade, e 16% na gravidez.

24% tinham outras causas (além de diminuição na atividade física, cessação de fumo e menopausa) e, entre essas causas, com certeza o uso de medicamentos (particularmente antidepressivos) teve grande impacto.

Finalmente, entre os outros eventos relacionados à obesidade, destaco as causas endócrinas e psíquicas.

Embora muita gente acredite que a maioria dos casos de obesidade tenha causa endócrina, eu, como endocrinologista, tenho a obrigação de dizer que menos de 5% dos obesos têm causa glandular clássica; em outras palavras, o mau funcionamento da tireoide, das suprarrenais, dos ovários, da hipófise ou do pâncreas não é o responsável pela esmagadora maioria dos casos de obesidade.

A tireoide, em especial, é frequentemente responsabilizada por causar obesidade. O fato é que, se há ganho de peso quando a pessoa tem hipotireoidismo (e emagrecimento com hipertireoidismo), esse é discreto e, no geral, deve-se à retenção líquida.

E as alterações psíquicas? Bem, agora estamos em terreno pantanoso; evidentemente, há situações bem-delineadas na vida do indivíduo que estão associadas a ganho de peso, como morte ou separação dos pais, nascimento de um irmão, divórcio, mudança para um ambiente hostil, entre outras, mas a verdade é que muitas pessoas passam por essas situações sem engordar.

Falei muito que indivíduos obesos comem muito por ansiedade, por depressão ou por carência afetiva; concordo que isso às vezes acontece, mas por que algumas pessoas comem muito nessas situações e outras, ao contrário, deixam de comer? Genética? Transmissão química diferente? Aprendizados ou traumas psíquicos diferentes?

Vamos falar um pouco de depressão. Não sou nenhuma autoridade no assunto, mas certamente existem dois tipos de depressão no que concerne ao comportamento alimentar: a mais clássica e mais grave é aquela em que o indivíduo come muito pouco; já na outra, há exagero na ingestão alimentar. Sem querer me estender muito, devo dizer que alguns estudos efetuados em deprimidos evidenciaram o aumento de uma substância que é um potente anorexígeno (substância que leva à perda do apetite) no cérebro, chamado CRF (corticotrophin-releasing-factor), na primeira forma e uma diminuição dessa substância no segundo tipo.

Falei aqui sobre o CRF, mas também poderia falar de outras substâncias, como os opioides, a colecistoquinina, o neuropeptídeoY, a serotonina, a leptina, o cortisol e uma série de outras que vêm assumindo um papel cada vez mais relevante e conhecido nos fenômenos de se alimentar muito ou pouco.

O grande problema é que, se eu me aprofundar muito nesse assunto, certamente me tornarei científico e enfadonho demais. Algumas informações serão desenvolvidas no capítulo referente aos remédios que tiram o apetite, mas, no momento, quero enfatizar que **todas as teorias que procuram explicar as causas da obesidade por razões psíquicas se baseiam em conceitos abstratos e no pouco contato com as novas descobertas sobre os fenômenos orgânicos que ocorrem nessa doença.**

Eu, particularmente, não acredito em um comportamento psíquico peculiar a todos os indivíduos obesos, e a maior parte da literatura médica atual concorda com esse ponto de vista.

Há, isso sim, um contingente de sentimentos e emoções que assolam o gordinho, mas isso tudo resulta de ele ser "diferente", de ter vergonha de seu corpo, da sensação de culpa e da humilhação perante os outros (sem dúvida, os gordinhos sofrem bullying...), da sensação de inferioridade profissional (os obesos têm menos chance de encontrar emprego e ganham menos que os magros). Mas essas práticas podem e devem ser combatidas na medida em que hoje é possível entender melhor o fenômeno da obesidade.

Em outras palavras, defendo o ponto de vista de que, no geral, muitas alterações psíquicas encontradas no obeso são consequência — e não causa — da obesidade!

III

OBESIDADE — QUAIS SÃO SUAS CAUSAS?

O que faz uma pessoa ser gorda?

A resposta para essa pergunta é relativamente simples: se alguém ingere uma quantidade de calorias maior do que as calorias gastas por seu organismo, esse excesso calórico será depositado, e uma das formas de depósito (e a mais importante) é a gordura. O tecido gorduroso tem, assim, além da proteção térmica que propicia, uma função de estoque de energia a ser utilizada em condições de necessidade, como períodos de fome, guerra etc.; nesse sentido, ele tem um bom papel. Acontece que, em condições normais de vida, esse bem se torna um mal se o estoque se tornar excessivo e o indivíduo engordar. Em última análise, obeso é aquele indivíduo que come (ou comeu) mais do que gasta (ou gastou).

Desse modo, fica a seguinte questão: os gordos são gordos porque comem muito ou porque gastam pouco?

A resposta da maioria das pessoas, não tenho dúvida, será: "É claro que os gordos comem muito." Será que isso é verdade?

Pois, para a surpresa de muitos, devo dizer que os estudos sobre ingestão de calorias comparando os obesos com os não obesos não são conclusivos.

Há de tudo: desde comprovações de maior ingestão pelos obesos até (imaginem) menor ingestão que nos magros. Há, por outro lado, estudos mostrando que não é que os gordos comam menos: eles pensam que comem menos.

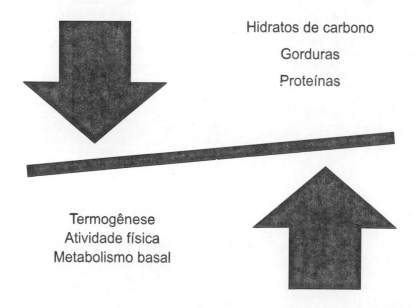

A manutenção do peso se dá quando essa balança entre o que se come e o que se gasta está na posição horizontal. O deslocamento para cima produz perda; para baixo, produz ganho de peso.

E por que os estudos não são conclusivos? Entre outros aspectos, por uma razão muito simples: é muito difícil avaliar quanto uma pessoa come.

Há dois métodos tradicionais para essa avaliação: um se baseia em diários ou recordatórios alimentares, em que o indivíduo anota tudo que come e, em seguida, os dados são analisados. O outro mede exatamente o que o indivíduo come quando se encontra internado em um hospital: as escolhas alimentares são poucas e pesam-se os restos que porventura existirem. O primeiro método é falho porque o simples fato de anotar limita a ingestão, e o indivíduo pode omitir informações — e, como já foi dito, estudos revelam que os obesos "desvalorizam" a quantidade que comem. O segundo, embora rigoroso, não expressa bem uma vida normal, pois há pequenas variedades de alimentos, e são ingeridos numa enfermaria de hospital, situação muito diversa de uma vida normal.

Qualquer que seja o caso, a evidência é de que a assertiva de que todos os gordos comem mais que os magros está longe de estar provada; todos nós realmente conhecemos obesos que ingerem grandes quantidades de alimentos, mas também existem obesos que comem pouco; por outro lado, certamente há indivíduos magros, alvos da inveja da humanidade, que comem demais e permanecem magros (os chamados "magros de ruindade"). Atualmente, a sugestão mais verossímil é, digamos, epidemiológica: a humanidade está ficando mais gorda, ou seja, a obesidade é um fenômeno crescente no mundo. Ao mesmo tempo, à medida que a civilização vai prosperando, além da tendência mais sedentária a que o progresso induz, as pessoas consomem maior quantidade de gorduras, de bebidas açucaradas e de álcool. Mais ainda, cada vez mais come-se menos em casa (onde, em tese, as refeições são mais saudáveis) e consome-se mais *fast-food*.

Acho que essa é uma tendência irreversível oriunda da "modernização" e da emancipação das mulheres no mercado de trabalho. Sem dúvida alguma, temos de nos adaptar a essa nova situação, mas estamos exagerando!

Basta ver como, nos Estados Unidos, que já apresenta 60% da população adulta com excesso de peso, o tamanho das refeições nas lanchonetes (e o consumo exagerado) é alavancado pelas "promoções" financeiras, em que você come o dobro do normal pagando pouco a mais. O mesmo acontece com os refrigerantes. É mais por seu dinheiro e muito mais em sua barriga!

No Brasil, não estamos muito atrás e, se continuarmos nesse ritmo, chegaremos lá (de acordo com o IBGE, 50% dos brasileiros adultos têm excesso de peso).

Voltando à equação: ganho de gordura = ingestão — queima. E, sabendo-se que pelo menos alguns gordos não comem mais que os magros, a pergunta natural é: eles gastam menos calorias do que os indivíduos magros? Aqui, também, os estudos não são absolutamente conclusivos: alguns chegaram à conclusão de que sim, outros de que não. E qual é a causa dessa discrepância? Em minha opinião, as causas são fundamentalmente duas: a) existem vários tipos de obesidade e os estudos podem ter sido feitos em tipos diferentes e b) há dificuldades na medição da queima calórica, que também podemos chamar de gasto energético.

Os métodos para a análise do gasto energético são basicamente três:

1. calorímetros convencionais, em que o indivíduo fica deitado, imóvel, e se mede o que ele consome de oxigênio (os mais sofisticados utilizam também o que se elimina em gás carbônico). Com esses dados, é possível calcular o gasto de calorias;
2. câmaras respiratórias, em que um indivíduo fica numa sala fechada, mexendo-se pouco, comendo, escovando os dentes, fazendo suas necessidades fisiológicas etc.;
3. um método que permite uma vida livre usando hidrogênio e oxigênio marcados com material radioativo, e que se chama método da água duplamente marcada. Esses dois últimos são métodos muito específicos e dispendiosos e não costumam ser utilizados, exceto em grandes centros de pesquisa.

A calorimetria de repouso vem sendo utilizada em vários centros (inclusive no Hospital das Clínicas, em nosso serviço, há muitos anos) e até mesmo em consultórios. Eu, por exemplo, utilizo a medição do consumo de oxigênio, que permite o cálculo do metabolismo de repouso e avalia, de forma eficaz, o gasto calórico do indivíduo.

O que representa queima calórica?

Basicamente, medimos:

a) o metabolismo basal, que é a quantidade de calorias necessariamente gastas para permanecermos vivos, ou seja, para respirarmos, para nosso coração bater, para o sangue circular, para as células trabalharem etc.

b) o metabolismo de repouso, que é o metabolismo basal mais a quantidade de calorias gastas ao despertar sem sair da cama ou se mexer; só de acordar já gastamos calorias!

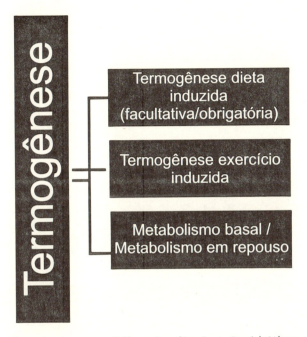

Compartimentos em que se divide a queima calórica (termogênese) de 24 horas.

c) a queima calórica induzida ao nos alimentarmos. Aos comermos, obrigatoriamente queimamos calorias. Mastigar, digerir, absorver alimentos, entre outras, são atividades que dão trabalho ao nosso organismo. A essa queima, denominamos de obrigatória. Por outro lado, nosso organismo não é perfeito e nós desperdiçamos uma parte da energia (ou seja, queimamos além do necessário nesse trabalho).

Essa queima calórica é chamada de facultativa (varia de pessoa para pessoa).

d) a queima calórica provocada por atividade física — em que incluímos todos os tipos de movimentos diários, como sentar, levantar, mexer os braços, as pernas etc.

É evidente que a medição de todos esses componentes só é completa quando o indivíduo está em total liberdade de vida; em outras palavras, só quando se realiza o método da água duplamente marcada. Na câmara respiratória, a atividade física é restrita e, nos calorímetros convencionais, os indivíduos ficam imóveis e, portanto, só podemos medir o metabolismo de repouso e, eventualmente, a queima calórica do alimento se dermos comida ao indivíduo.

Como poucos centros no mundo têm a possibilidade de efetuar esses estudos, não surpreende que os resultados ainda sejam discordantes sobre a queima calórica em obesos.

Um dos melhores que conheço foi exatamente feito com os já citados índios Pima, de Phoenix.

Sabedores do fato de que 75% desses indivíduos se tornam obesos, os pesquisadores tiveram a ideia de medir o gasto calórico diário, em câmaras respiratórias, antes que ganhassem muito peso. E o que verificaram? Que há uma discrepância bastante importante na queima calórica entre os indivíduos e que essa discrepância foi muito menor entre indivíduos de uma mesma família. A primeira conclusão: **as pessoas gastam as calorias de modo diferente.** Mais interessante ainda: seguindo esses indivíduos, verificou-se que, após alguns anos, a incidência de obesidade foi sete vezes maior nos pequenos queimadores que nos grandes queimadores. Portanto, segunda conclusão: **pessoas que nascem com menor queima calórica engordam com muito mais facilidade.** Sabedores de que a queima calórica diária é a soma do metabolismo de repouso, da atividade física e da termogênese que vem dos alimentos, a pergunta é: havendo, como há, obesos que queimam poucas calorias, em que compartimento (metabolismo de repouso, atividade física ou termogênese alimentar) ocorre essa queima calórica menor?

Tudo leva a crer que o metabolismo de repouso é diferente entre as pessoas, ou seja, pessoas com o mesmo peso e a mesma altura podem ter metabolismos de repouso diferentes.

Em minha experiência utilizando calorímetro, verifico que realmente há diferença no metabolismo de repouso entre as pessoas, mesmo ajustando para sexo, idade, peso, altura e composição corporal (avaliada pela bioimpedância). Traduzindo: indivíduos muito semelhantes podem ter metabolismos de repouso diferentes.

É lógico que quem gasta menos calorias tem maior propensão a engordar!

E é o que verifico também. As pessoas que declaram ter dificuldade para emagrecer frequentemente apresentam seu metabolismo de repouso diminuído.

Do ponto de vista da queima calórica obtida pelos alimentos, os dados não são tão conclusivos, mas 60% da literatura médica aponta para uma diminuição em pelo menos um terço da população dos indivíduos obesos (ou seja, essa história de que o obeso aproveita tudo que come pode ser verdadeira!).

Finalmente, e é o que vem à cabeça, alguns estudos realmente revelam uma diminuição da atividade física nos obesos em relação aos magros, embora outros estudos não tenham concordado com esse fato.

Como exemplo, ficou famoso o estudo realizado com meninas adolescentes jogando vôlei, em que câmeras escondidas mostraram que, quando não participavam diretamente das jogadas, as obesas se movimentavam menos que as magras. Explicando melhor: **em uma mesma competição, participando de um mesmo jogo, é bem provável que, de modo geral, os gordos se movimentem menos que os magros.**

Acredito que, como regra, os obesos realmente se movimentem menos, principalmente no dia a dia; não devemos nos esquecer, no entanto, de que um indivíduo com 100kg que anda 1km gasta muito mais calorias que um indivíduo de 50kg percorrendo a mesma distância!

Em suma, no que diz respeito à queima calórica, existem realmente dados que sugerem que boa parte dos obesos tem proporcionalmente a queima calórica (no metabolismo de repouso, na queima da alimentação ou na atividade física) diminuída e que, consequentemente, não necessita comer de forma exagerada para engordar!

Hoje em dia, no entanto, sabemos que essa explicação simplificada de que se engorda porque se come mais do que se gasta está incompleta!

Não há dúvida de que algumas pessoas depositam mais gordura que outras com a mesma ingestão de determinado alimento. Além disso, algumas pessoas têm maior proliferação das células de gordura (ou seja, uma divisão das células), o que as leva a ser mais obesas.

Finalmente, também sabemos que a capacidade de queimar gorduras difere entre os indivíduos e que, nos obesos, a tendência de queimá-las é menor.

Em suma, obesidade é uma doença complexa, com vários fatores contribuintes, e é muito mais do que falta de vergonha na cara, como afirmam os ignorantes no assunto!

IV

TRATAMENTO DA OBESIDADE: QUESTÕES BÁSICAS

Já vimos que não é gordo quem quer; é gordo quem tem predisposição genética para sê-lo ou aquele que, cronicamente, sem ser um indivíduo despojado de falta de caráter, teve um desbalanço entre as calorias ingeridas e as calorias gastas, por ter comido muito, por ter gastado pouco ou, ainda, pela associação dos dois fatores.

De qualquer maneira, quando somos confrontados com um indivíduo obeso que deseja emagrecer, algumas questões se impõem: por que emagrecer? Quanto emagrecer? Como emagrecer? E, finalmente, a mais importante de todas: como manter o novo peso? Vejam que estou evitando a palavra magro, pois ser magro, em geral, é um objetivo inatingível para um gordo.

Por que emagrecer? Essa pergunta pode parecer desprovida de sentido, mas vamos dissecá-la, dando alguns exemplos. Se você é homem, com mais ou menos 50 anos e tem 5kg a mais do que o peso que manteve durante toda a vida, mas não sofre nenhuma alteração na pressão arterial, no nível de colesterol e de triglicérides, na glicemia e no ácido úrico, por que fazer tanta questão de perder peso?

Não será porque todos os dias, em todos os lugares, você vê e lê que gordura faz mal? Pois eu garanto que, no seu caso, desde que não ganhe mais peso e que sua gordura a mais não se deposite apenas na barriga (lembre-se da obesidade "em maçã", que faz mal à saúde), esses quilinhos a mais não o prejudicarão. A questão é estética? Está bem, vale a pena tentar emagrecer, mas sem neurose e, por favor, sem remédios.

Ou então você é uma mulher de 35 anos, com 1,60m e 55kg, que quer perder 5kg, "porque meu peso de tabela é 50kg". Ao rememorar sua vida, você vai perceber que, apesar de fazer "**regime**", que é uma palavra detestável, o peso INSISTE EM VOLTAR AOS 55kg. O que você quer? Ficar com o corpo de uma modelo?

Não dá! Fique no seu peso, dê graças a Deus, pois você está muito bem; provavelmente muitas amigas suas morrem de inveja de seu corpo.

Sobretudo, fuja das promessas milagrosas de "derreter" gordura, tais como cremes, pomadas, tintas, ervas, máquinas eletrônicas etc. etc. etc.

Agora, se você, homem ou mulher, ganhou peso e, principalmente, tem pressão alta, açúcar ou gordura elevados no sangue, apneia do sono, problemas de coluna vertebral ou uma história familiar muito forte de problemas coronarianos, por exemplo, é extraordinariamente importante que perca peso.

É claro que eu poderia ficar dando dezenas de exemplos de casos de gordinhos, mas a finalidade básica dos exemplos citados é verificar a maior ou menor necessidade de perder peso, e essa é uma análise individual, caso a caso, que deve ser feita com bom senso.

Acho que devemos respeitar o desejo do paciente; se uma pessoa me procura porque está insatisfeita com seu corpo, sem problema de saúde (e poucas perspectivas de tê-los), procuro orientá-la e ajudá-la; a verdade, porém, é que, nessa faixa de pacientes, particularmente as mulheres insatisfeitas com o corpo e desejosas de uma solução que as torne esculturais, é que se cometem os maiores absurdos e explorações. Dá pena ver como, em muitos desses casos, em que não há nenhum problema grave, serão acrescidos grandes problemas físicos e psíquicos, advindos, por exemplo, da administração exagerada de medicamentos prescrita por profissionais (se é que merecem esse nome) desonestos!

Quanto emagrecer? Já abordamos em capítulo próprio que todos os métodos para avaliar a quantidade de gordura têm suas críticas.

Isso também é válido para a estimativa de quanto uma pessoa deve pesar: **o peso ideal é uma noção falsa!** Querem exemplos? Imaginem um homem de 40 anos, com 1,80m e 130kg que já praticou bastante esporte e que tem esse peso há, digamos, cinco anos. Se formos calcular seu peso ideal pelas tabelas de peso e altura ou se tentarmos atingir um Índice de Massa Corpórea de cerca de 25kg/m², chegaremos à conclusão de que seu peso deveria ser 80kg. Insensatez!

Se esse indivíduo conseguir chegar aos 100kg e, principalmente, manter esse peso, eu e o paciente nos daremos por satisfeitos.

Por outro lado, se uma pessoa tem diabetes (índice elevado de açúcar no sangue) e 5kg a mais que seu peso normal — e esses 5kg podem significar a diferença entre ter glicemia elevada ou normal, essa provavelmente é a perda de peso ideal a ser obtida.

Às vezes, tenho a sensação de que algumas mulheres julgam a medicina capaz de obras divinas; é muito usual o fato de pacientes femininas me procurarem porque querem perder peso só nas coxas ou nas nádegas, mas sem emagrecer no rosto. Ah, como seria bom se essas coisas fossem possíveis! Muitas vezes, as mulheres têm de escolher entre ficar com o rosto bonito e continuar com as coxas volumosas, ou ficar com um pouquinho menos (essa distribuição de gorduras que predomina nas mulheres é de difícil mobilização) nas coxas, mas com o rosto absolutamente cadavérico!

Como emagrecer? Se engordamos porque ingerimos mais calorias do que gastamos, graças ao que chamamos *balanço de energia positivo* — predomínio da energia que entra no organismo em relação àquela que sai —, é óbvio que, para emagrecer, é necessário obtermos um balanço energético negativo, queimando mais calorias do que as que são ingeridas. Portanto, não há nenhum método que permita emagrecer sem que se coma menos ou que se gastem mais calorias do que habitualmente. Embora pareça simples, e todas as pessoas com um mínimo grau de cultura já saibam disso, é evidente que esse plano aparentemente banal é de difícil execução.

Acredita-se que pelo menos **70% das pessoas que vivem no mundo com livre acesso a comida tentaram, tentam ou tentarão perder peso de alguma forma.** E, apesar de tudo **a prevalência da obesidade** é crescente. Esse é um dos grandes desafios da medicina: sabe-se como combater uma doença, inunda-se o mundo de informações sobre como agir, mas a obesidade cresce no mundo!

Alguma coisa está errada! No próximo capítulo vou discutir um pouco mais profundamente o assunto.

Como manter o peso? Este é outro ponto básico: **não adianta perder peso se não for possível manter o novo corpo.**

Boa parte das pessoas raciocina como se a obesidade fosse um problema agudo, como, por exemplo, uma pneumonia ou uma infecção viral. Acham que têm um problema, excesso de peso, que, quando solucionado, não mais retornará. Esse é um engano incrível!

A maior parte dos indivíduos obesos apresenta uma doença crônica que deverá ser mantida sob controle para o resto da vida. É o que acontece com um indivíduo diabético, que apresenta glicemia elevada e que, após determinadas medidas (dieta e/ou medicação), consegue chegar a níveis normais. Se ele deixar de se cuidar, sua glicemia inevitavelmente se elevará. O mesmo acontece com uma pessoa hipertensa.

E o mesmo acontece com o obeso. **Ele pode não estar mais obeso e ter um peso razoável, mas, se não se cuidar, voltará ao estado de obesidade.** Em outras palavras, **o indivíduo obeso é e será sempre um obeso potencial, mesmo que chegue a um peso adequado!**

É o desconhecimento dessa tendência ao reganho de peso, ou o cansaço de ter de lutar para não reganhá-lo, que dá origem ao chamado *obeso ioiô*, que ganha peso, perde peso, ganha peso, perde peso...

O pior na obesidade ioiô é que cada ganho de peso faz com que o indivíduo atinja patamares maiores que os anteriores e que cada perda de peso seja menor que a anterior.

Além disso, como se não bastasse, alguns trabalhos científicos sugerem que o fenômeno ioiô é mais prejudicial à saúde que a manutenção do peso em níveis elevados, mas estáveis.

Desesperador, não é?

Bem, amigo obeso, antes que sua desesperança chegue a um grau mais intenso e que você desista de uma vez por todas de qualquer tentativa de ter um peso razoável, posso lhe garantir que nossa compreensão sobre o tema vem crescendo ano a ano e creio, sinceramente, que existem algumas soluções para seu caso.

Uma de minhas crenças, corroborada por casos que tive a oportunidade de acompanhar e por dados da literatura científica, é que, **se uma pessoa obesa consegue manter um peso razoável durante um bom tempo, o organismo acaba se adaptando a esse novo estado e, portanto, é mais difícil seu retorno ao peso anterior.**

Em outras palavras: quanto mais tempo estiver em peso razoável, sob controle rigoroso, maior será a dificuldade para voltar a engordar. O número cabalístico que uso e aplico a meus pacientes é o de tantos meses quanto os quilos perdidos. Exemplificando: uma pessoa que perde 10kg deve ficar controlando sua alimentação e atividade física por 10 meses para que o organismo possa se "acostumar" a esse peso.

Por que isso acontece?

Ainda não temos uma explicação plausível para esse fato, mas uma das possíveis é que, ao manter seu peso abaixo do que seu corpo tinha por algum tempo, há um menor estímulo para a proliferação das células gordurosas.

E, entre as teorias que explicam a incrível facilidade do retorno ao peso anterior, existe uma razoavelmente plausível, de que os obesos ioiô apresentam aumento do número de células gordurosas no organismo; ao perderem peso, há uma diminuição do tamanho das células, mas seu número continua aumentado, de modo que a capacidade de ganhar peso é muito maior do que a de um indivíduo obeso com um número normal de células adiposas (um obeso recente, por exemplo).

Também parece que há um novo equilíbrio entre as substâncias (hormônios, neurotransmissores e enzimas ligadas à formação e à queima de gorduras), equilíbrio que torna mais difícil o reganho de peso.

Não estou certo de que as explicações sejam essas. Entre outras razões, a teoria do número aumentado de células gordurosas em obesos antigos já esteve muito em moda, mas, hoje em dia, é bastante debatida. Tenho poucas dúvidas, contudo, de que a luz no fim do túnel para o combate à obesidade crônica seja a capacidade do ex-obeso de conservar, com denodo e sacrifício, seu peso por um bom tempo.

Isso não quer dizer que você terá de "comer pouco" por todo esse tempo, mas vai precisar saber que, para comer bem em restaurantes, festas, consumir "aquela" feijoada ou "aquele" churrasco no fim de semana, precisará se cuidar nos outros dias.

Vai poder viajar e até tem o direito de comer bem, mas, antes da viagem, perca um pouco de peso e, ao ganhar os inevitáveis quilos, ultrapassando, assim, o valor desejado, aperte ainda mais o cinto, ao voltar, até atingir o peso anterior. Em suma, monitore seus quilinhos. **O preço da manutenção do peso é a eterna vigilância.**

E, por favor, não se lamurie! Há coisas piores na vida! Você tem duas opções: ou fica desconsolado, desesperançado, revoltado com a natureza, e continua obeso, sofrendo as consequências disso, ou luta com vigor e convicção contra esse estado de coisas.

V

TRATAMENTO CONVENCIONAL

Orientação alimentar

Todas as pessoas interessadas no assunto obesidade — e são muitas! — já devem ter ouvido falar de inúmeras dietas, todas tidas como revolucionárias: já tivemos e continuaremos tendo dietas pobres em hidratos de carbono, tipo "Calorias não engordam", ou "Dieta do Dr. Atkins" ou "de South Beach", dietas muito pobres em gorduras, como a "Dieta do Dr. Ornish", dietas esdrúxulas, como a "Dieta da Lua", "Dieta de Beverly Hills" (em que tudo é permitido, desde que seja abacaxi!), "Dieta do tipo sanguíneo", "Dieta do sopão" etc. etc. etc.

E o mais incrível é que todas elas, embora, na maior parte das vezes, sejam incoerentes e destituídas de qualquer fundamento científico, funcionam! Ou seja, o indivíduo que as segue realmente emagrece.

E emagrece porque, **a partir do momento em que se apega a uma dieta** — qualquer dieta —, vai perder peso!

Mas isso não basta!

O indivíduo faz dieta, perde peso — e depois, como fazer para manter o peso? Em geral, volta ao estilo de vida anterior e pronto: engorda de novo!

O que quero dizer com isso é que não acredito em dietas! Pode parecer incrível, mas dietas engordam (a longo prazo). Ou melhor, **a preocupação crônica com dietas frequentemente leva ao resultado inverso do desejado, isto é, ao ganho de peso.**

Só para exemplificar, um hábito compulsivo de se alimentar acomete frequentemente as mulheres que se encontram em dieta. Esse hábito compulsivo se caracteriza pela ingestão exagerada de calorias em um tempo relativamente curto, seguido por um grande sentimento de culpa. O extremo desse hábito alimentar "errado" é o que se chama de bulimia, quando a pessoa vomita o que comeu, ou toma diurético, laxante ou outro tipo de medicamento, tentando contrabalançar o peso adquirido com a compulsão (para os interessados, recomendo o livro *O estômago possuído*, escrito por mim e pelo psiquiatra Adriano Segal).

Como os leitores devem ter observado, evito usar a palavra *regime*. Esse é um dos termos mais detestáveis do vocabulário! Pergunte a qualquer gordinho o que ele acha de regime, e a resposta será uma expressão de profundo desagrado.

Regime é sinônimo de prisão, de privação de liberdade, de apreciar bons pratos, de cerceamento das boas coisas da vida, como coquetéis, refeições agradáveis etc. etc. etc.

E não é só por isso: regime tem conotação de fenômeno temporário. A maioria dos gordos ou está ou não está de regime: se está de regime, come muito pouco; quando não está, come exageradamente! Resultado: ioiô!

Qual é então a minha proposta?

Volto à individualidade de cada caso. Há sempre uma forma pela qual, dentro do padrão de vida e dos hábitos de cada um, é possível encontrar uma maneira de viver bem, de comer relativamente tudo e de perder peso.

Mais uma vez, exemplos: o executivo, que tem de trabalhar e realizar os negócios de sua empresa frequentemente em restaurantes e que, habitualmente, vai a coquetéis, tem de, em seu contexto profissional, encontrar um meio de emagrecer com essa rotina!

Outro exemplo: a mulher "formiga", louca por doces — é possível usarmos o termo *açucólatra*, ou *chocólatra*, ou *dulcólatra*, como quiserem —, é capaz até de emagrecer se lhe for prescrita uma dieta sem açúcar, mas eu juro que, assim que comer um doce de novo, retomará o vício e devorará caixas de chocolate, voltando a engordar.

Sugestão? Elaborar uma orientação alimentar que lhe permita comer açúcar, de forma controlada, seguindo os princípios comportamentais (sobre comportamento, falarei adiante).

Mas como? Açúcar não é veneno, não engorda muito? Pois saiba, caro leitor, que os últimos anos trouxeram uma revolução nesse sentido. Até poucos anos atrás, o grande vilão era o açúcar. Pois isso mudou: o açúcar não é o vilão que se pensa. Pode engordar? Pode, como qualquer alimento que tenha calorias e, quando ingerido em excesso, engorda.

Na verdade, se eu tiver de procurar um vilão principal, escolheria as gorduras.

Por quê?

A explicação é relativamente simples: quando se come açúcar, e outros hidratos de carbono, como macarrão, arroz, batata, pão, que também foram redimidos, é possível formar gorduras no organismo, mas isso ocorre à custa de muito trabalho de nossa maquinaria energética. Mais precisamente, cerca de 25% das calorias dos hidratos de carbono são "perdidas" para se transformar em gorduras. Já as gorduras da alimentação viram gorduras no organismo com extraordinária facilidade, com um desgaste de apenas 3% de suas calorias. E, principalmente, porque 1 grama de gordura tem 9 calorias, enquanto 1 grama de carboidrato ou de proteína tem 4 calorias.

A pior das gorduras é, sem dúvida alguma, a gordura trans, que é produzida artificialmente, causa muito mais doenças cardiovasculares e parece acarretar com maior facilidade o acúmulo de gordura no abdômen.

Mais ainda: por mais incrível que possa parecer, os hidratos de carbono causam uma sensação de saciedade — que define o fenômeno de o indivíduo querer deixar de comer — bem maior que as gorduras.

Voltemos então aos doces: por que as pessoas que comem muitos doces são, frequentemente, gordas? Porque, ao comer doces, não estão só comendo açúcar; na verdade, o que engorda mais nos doces usuais são as gorduras neles contidas (ou você acha que os cremes, manteigas, chantillys, chocolates etc. não têm gorduras?).

Conclusão prática: é melhor comer compotas, tomar sorvete de frutas etc. Mas sem exagero, pois o exagero é que faz mal.

Resumindo: não existe uma dieta infalível. Cada indivíduo obeso deve ter uma conduta alimentar de acordo com seu hábito diário. Nunca o contrário, ou seja, adaptar o indivíduo a uma dieta preestabelecida.

No último capítulo, o leitor vai encontrar os alimentos alinhados de acordo com o sistema de pontos. Confesso que hesitei bastante em inserir tal capítulo neste livro, principalmente porque tive medo de ser mal interpretado e responsabilizado pela elaboração de mais uma dieta milagrosa — e já deixei claro que a filosofia das dietas não me agrada.

Também receio que as pessoas sabedoras de que escrevi muitos livros utilizando os pontos pensem que esse é mais um da série. Pois afianço que não é. Este livro tem como principal objetivo ensinar aos interessados os conceitos atuais sobre o excesso de peso.

Acontece que, além de ter sido pressionado pelos amigos e conselheiros a publicar a tabela, inclusive para aumentar o interesse dos leitores, reconheço que adoto esse sistema há mais de quarenta anos e acredito em seus bons resultados. É preciso dizer que o sistema não é aplicável a todos; segundo minha experiência, os gordinhos que mais se beneficiam dos pontos são as crianças, pessoinhas notadamente beliscadoras e que têm todo o direito de comer de tudo, e as mulheres, particularmente as compulsivas, que representam cerca de 40% a 50% da população das obesas, segundo minha estatística.

Já para os homens, essa dieta, em geral, não funciona tanto, em especial porque eles não têm muita paciência para anotar tudo que comem, e porque fazem um número limitado de refeições, obedecendo um padrão mais regular de alimentação, limitando um pouco o valor do sistema de pontos, o que permite maior liberdade para múltiplas refeições.

No entanto, tenho muitos clientes do sexo masculino que adoram seguir o sistema dos pontos e obtêm excelente resultado com isso.

Devo dizer também que os pontos não apresentam um sistema diferente de avaliação de calorias — na verdade, 1 ponto equivale a 3,6 calorias; eles apenas permitem escolher entre todos os tipos de alimentos, simplificando a contagem e permitindo comparar os alimentos entre si. A coisa funciona assim: quero comer uma banana split hoje, mas não devo passar de X pontos. Ok, vou comer a banana split, mas, em compensação, deixarei de fazer uma refeição, por exemplo.

É claro que a pessoa não vai ficar contando pontos a vida inteira, mas, à medida que vai usando a tabela, instala-se o aprendizado de equivalência dos alimentos para sempre.

Ah, sim, quantos pontos a pessoa deve fazer para emagrecer?

Isso depende de vários fatores. No entanto, dificilmente uma mulher não emagrecerá bem com 300 pontos ou um homem com 400 pontos por dia. Retomarei esse assunto mais adiante.

Atividade Física

Para deslocar o balanço entre ganho e perda calórica para o lado desta, devemos aumentar nosso gasto energético.

Vamos relembrar os componentes do gasto calórico: metabolismo de repouso, gasto calórico dos alimentos e atividade física. Está claro que, por um método não medicamentoso, só podemos aumentar a queima calórica através de atividade física.

E como aumentar a atividade física? Imediatamente vêm à mente os exercícios, a ginástica, os esportes! Isso é só parte da verdade. A prática de atividade física programada é importante, mas não é a única.

Claro que é interessante que a pessoa vá a uma academia de ginástica — e como estão proliferando as academias! — ou nadar, fazer balé, jogar tênis, várias vezes por semana. Mas há alguns obstáculos. Exemplo: há pessoas que têm uma dificuldade própria, natural, para praticar esporte. Eu diria que essa dificuldade é até genética, pois alguns estudos revelam que bebês apresentam movimentos físicos diferentes entre si e que filhos de mães obesas tendem a se movimentar menos. Desde a fase em que ainda são bebês! Há ainda pessoas que não têm tempo para praticar esportes. E aquela frase "Tempo se arranja" é extraordinariamente antipática e frequentemente irreal.

Eu poderia citar diversos obstáculos (inclusive econômicos), mas saliento o seguinte: o excesso de exercícios físicos pode fazer mal, particularmente se o indivíduo deixar de praticá-los. Alguns estudos apontam que há mais chances de ocorrer uma doença cardiovascular em indivíduos que praticaram esporte em excesso e deixaram de fazê-lo do que nos sedentários, e isso ocorre paralelamente com o ganho de peso.

Portanto, acredito que, como princípio básico, se não formos atletas, deveremos aumentar nossa atividade física programada, mas sem exagero. Exemplo: 30 minutos de uma atividade física diária, tipo bicicleta ergométrica, ou esteira, atividades ideais para quem não tem tempo, porque podem ser feitas em casa por pelo menos quatro dias por semana. Mais ainda: devemos nos esforçar para aumentar a atividade física não programada, diária. O que isso significa? Significa que devemos procurar andar mais, deixar mais vezes o carro na garagem, jogar bola descontraidamente, subir escadas (e não usar elevadores com tanta frequência) quando o número de andares não for grande e, claro (principalmente para as crianças), ficar menos tempo diante da televisão e dos videogames e computadores, que, se por um lado aprimoram o raciocínio, por outro estragam o corpo. William Dietz, pesquisador americano, mostrou, anos atrás, que a televisão era o grande responsável pelo aumento da obesidade entre as crianças nos Estados Unidos. Não tenho dúvida de que isso também ocorre no Brasil (tanto a televisão quanto o computador).

É frequente vermos tabelas que correlacionam calorias gastas nos exercícios com alimentos ingeridos, tipo "para queimar uma banana, devemos correr 2km". Desanimador, não é? Não, porque o raciocínio está incorreto! O que queimamos em 24 horas é a soma de todas as atividades físicas diárias! Qualquer movimento, qualquer atividade, faz você queimar calorias. Assim, se você é inimigo dos esportes, não os pratique, mas movimente-se mais!

Finalmente, não espere um resultado miraculoso de perda de peso com o aumento da atividade física; você verá a resposta apenas depois de algum tempo. Um pesquisador estudou obesos graves, que fariam qualquer coisa para perder peso, exceto comer menos; ele, então, os submeteu a um programa de atividade física intensiva diária, por um ano. A perda de peso média foi de 9kg. Ótimo, não? Mas sabe quanto isso dá por mês? Menos de 1kg!

Imagine então o obeso não tão grave, com uma atividade física não tão intensa! Mas é preciso lembrar que, além de levar à perda de peso, que não é enorme, mas é importante, a atividade física desenvolve a musculatura, que é peso "bom", aumenta o colesterol bom, diminui a pressão arterial, ajuda muito no controle de diabetes, proporciona bem-estar psíquico, previne a demência, reduz a incidência de alguns tumores malignos... chega?

Comportamentalismo

Já afirmamos que o esquema convencional de dieta mais exercícios, embora de fácil compreensão e de amplo conhecimento do público, frequentemente não funciona: ou melhor, funciona para os casos leves ou funciona por um curto período em casos mais graves de obesidade.

Excluindo-se a possibilidade do uso de medicamentos, que será analisada no próximo capitulo, é preciso haver uma abordagem que possa, em conjunto com a orientação alimentar e a prática de exercícios, induzir a melhores resultados no tratamento da obesidade. Essa abordagem, até o momento, tem fundamento no chamado "comportamentalismo".

Através desse método comportamental, o especialista em obesidade faz com o paciente uma análise de sua vida e do que deve ser feito para levar à perda de peso e aprender a mantê-lo. Estudam-se os fenômenos que o levam, por vezes, a exagerar nos alimentos, fazer as escolhas erradas, as possibilidades de "troca", os objetivos etc.

O que afirmo é que, no tocante ao paciente obeso, algumas regras que se baseiam em modificações dos hábitos de vida atuam de forma eficaz não só no combate à obesidade, mas também na manutenção do peso alcançado.

Há uma série de programas comportamentais voltados à obesidade, alguns propondo até mesmo medidas um pouco excêntricas, como, por exemplo, "não fazer compras no supermercado quando estiver com fome", mas alguns pontos básicos devem ser salientados em um programa de redução e posterior estabilização de peso. Assim, o indivíduo que quer perder peso deve observar as seguintes recomendações:

1. Não tenha pressa de perder peso — grandes perdas de peso em curtos intervalos são prejudiciais e, em geral, são seguidas de ganhos de peso ainda maiores.
2. Obedeça a um programa alimentar que se coadune com seu estilo de vida. Se seguir o sistema de pontos, anote tudo que você come, pelo menos até se acostumar com a equivalência dos alimentos.
3. Não se prive de nenhum alimento, especialmente quando a vontade de comê-lo for muito intensa; mas tente compensar, deixando de comer outros.
4. Coma devagar, mastigando bem os alimentos! Na hipótese de um casal em que um dos membros, em particular o homem, come muito mais rápido que o outro, a obesidade é quase inevitável, porque a repetição do prato é a regra.
5. Deixe restos no prato. Ou seja, o limite de sua fome não é o fim do prato!
6. Procure não fazer outra atividade enquanto come. Exemplo: não coma assistindo à televisão.
7. Tente aumentar sua atividade física diária particularmente através de incentivo às atividades cotidianas, como, por exemplo, andar, subir escadas... Fique o mínimo possível sentado ou assistindo à televisão ou na frente do computador.

8. Almeje ter um peso factível, não um peso ideal. Em outras palavras, conforme-se em ser mais gordinho do que você gostaria.
9. Quando atingir um peso razoável, lembre-se sempre de que seu organismo vai tentar readquirir o peso inicial e que você tem de "lutar" para não deixá-lo alcançar seu intento; quanto mais tempo você conseguir segurar o peso, maiores serão as chances de um sucesso definitivo.
10. Finalmente, sem pretender "puxar a brasa para a nossa sardinha", estou convencido de que boa parte dos obesos necessita de assessoramento profissional constante: frequente no início e mais espaçado quando atingir um peso razoável.

Se um paciente cardíaco, diabético, hipertenso ou reumático necessita de um médico por toda a vida para cuidar de sua doença, por que isso não se aplicaria ao obeso?

Remédios para o tratamento da obesidade

A obesidade é uma doença crônica com graves consequências e, como tal, deve ser tratada.

E esse tratamento inclui o uso de medicamentos. Ponto!

Negar esse fato implica revelar ignorância ou preconceito contra os gordinhos. E esse preconceito, infelizmente, ainda está profundamente arraigado na população, incluindo-se aqui muitos médicos e os membros de órgãos reguladores, como a Anvisa, que, apoiada em convicção e dados não científicos, aboliu a comercialização dos medicamentos Anfepramona, Femproporex e Mazindol (que diminuem a fome). De qualquer maneira, embora deficiente, temos ainda um arsenal terapêutico para utilizar em casos de indivíduos obesos que não conseguem emagrecer ou não conseguem manter o peso perdido na tentativa de fazer dieta hipocalórica e/ou incremento em suas atividades físicas.

Dos medicamentos cuja indicação em bula contempla o tratamento de obesidade, temos a Sibutramina e o Orlistate.

A Sibutramina, medicamento bastante útil para uma boa faixa de indivíduos obesos, atua basicamente aumentando a saciedade e promovendo certa queima calórica. Evidentemente, como todos os medicamentos, a Sibutramina pode apresentar efeitos colaterais (boca seca, constipação intestinal, insônia, cefaleia), que atinge uma porcentagem pequena de pacientes (com exceção de boca seca, que é muito frequente) e é contraindicada em pacientes com hipertensão arterial não controlada, arritmia cardíaca ou que já tenham tido problema coronariano ou derrame cerebral.

O Orlistate age diminuindo a absorção de gorduras no organismo (cerca de 30%) e é um medicamento bastante seguro. Os efeitos colaterais do Orlistate derivam de seu efeito gastrintestinal e incluem evacuação com gorduras, gases, eliminação de gases (flatus) com gotículas de gorduras e até mesmo diarreia. Esses efeitos dependem da quantidade de gordura consumida (o que ajuda o paciente a se conter) e, com o passar dos dias, tornam-se menos intensos.

Além da Sibutramina e do Orlistate, com indicação em bula (ou "on-label") para obesidade, existem pelo menos três outros remédios que podem agir em alguns pacientes obesos (aliás, não há nenhum remédio que atue em todos os pacientes), mas que não têm a indicação na bula (nesse caso, seu uso é "off-label", que, aliás, é perfeitamente legal e envolve todas as áreas da medicina). São eles: a Bupropiona, o Topiramato e o GLP1 (ou um análogo).

A Bupropiona é um remédio utilizado como antidepressivo e antitabagismo e que também pode ser útil para emagrecer (particularmente importante é o fato de que a maioria dos antidepressivos induz o ganho de peso, ao contrário da Bupropiona).

O Topiramato é um medicamento indicado para epilepsia (em doses muito elevadas), para enxaqueca (em doses menores) e útil em quadros de variação de humor e de compulsão alimentar e "fissura" por doces.

Segundo minha experiência, ele pode ser muito útil, mas os pacientes precisam ser monitorados com muito cuidado, pois, entre outros efeitos colaterais, pode causar perda de concentração e de memória.

GLP1 é um hormônio produzido no intestino e que sinaliza para o pâncreas a produção de insulina quando chega um alimento ao tubo intestinal. Por esse motivo, substâncias sintéticas com base no **GLP1 (Byetta e Victoza, no momento)** são medicamentos aprovados para tratar diabetes.

Acontece que esses medicamentos também ajudam a emagrecer, porque atuam no estômago (reduzindo sua capacidade de receber alimentos) e nos centros do sistema nervoso central encarregados pelos mecanismos de fome e saciedade, estimulando principalmente a saciedade.

Embora seu uso seja "off-label", esses medicamentos (especialmente o Victoza) estão sendo utilizados em pacientes obesos sem diabetes, com bons resultados para a maioria.

Sua principal limitação, a meu ver, é o preço (são medicamentos caros). Acredito que o fato de precisarem ser administrados através de injeção subcutânea não inibe a aceitação pelos pacientes, pois a picada é praticamente indolor e feita com agulhas superfinas e muito curtas.

Finalmente, destaco que, em pouco tempo, o Victoza será aprovado para obesidade (inclusive em doses maiores) e que a Lorcaserina (remédio semelhante ao Isomeride, muito popular em todo o mundo e retirado do mercado em 1997) teve a comercialização aprovada nos Estados Unidos em junho de 2012. A propósito, o motivo da retirada do Isomeride foi a possibilidade de causar lesão nas válvulas cardíacas, o que não ocorre com a Lorcaserina.

Tópicos especiais

1. Obesidade em crianças

O número de crianças obesas vem aumentando de maneira inequívoca. Até no Japão, país cuja população é tradicionalmente magra, a porcentagem de meninos e meninas gordas está aumentando.

Qual é a razão? Entre os muitos motivos aventados, considero que dois são mais importantes: maior consumo de alimentos "engordativos", em especial os ricos em gorduras, e uma vida muito mais sedentária. Algumas pessoas podem argumentar que as crianças de hoje praticam mais esportes programados que as de antigamente; de fato, é difícil, dentro do programa semanal de nossos pequenos, em geral tão intenso, não haver atividades esportivas (futebol, natação, vôlei, basquete, balé, ginástica olímpica etc.). Só que, frequentemente, a atividade física diária deles é muito menor que no passado, quando as crianças saíam à rua, jogavam bola, pulavam corda, andavam de bicicleta; hoje em dia, nossos filhos ficam muito mais junto à televisão, ao videogame, ao computador, o que reduz significativamente o gasto calórico (como eu já disse, **televisão e computador são os grandes responsáveis pelo boom de obesidade que vem acometendo as crianças americanas**).

Com as crianças, frequentemente recorro ao sistema de pontos e posso afirmar que, em geral, o resultado é bom. Deixa-me muito feliz verificar como as crianças aderem a esse esquema, que deve ser acompanhado de uma boa relação entre orientador e paciente.

Também é necessário não sermos muito rígidos na expectativa pela perda de peso, que costuma ser lenta e gradual. Em verdade, nas crianças a avaliação de emagrecimento é diferente, porque elas crescem e, ao se avaliar a perda de peso, deve-se levar em conta também os centímetros que cresceu. Métodos de avaliação da composição corpórea, como a bioimpedância, permitem medir a modificação na proporção entre o componente gorduroso e o não gorduroso da criança. A filosofia de que a perda de peso deve ser lenta é corroborada pelos bons resultados obtidos a longo prazo, anos depois. Essa conduta provavelmente permite a adaptação da mente ao novo estilo de vida e do corpo às condições que lhe forem oferecidas pouco a pouco.

No tocante aos medicamentos, não acredito, em tese, na indicação de rotina no seu uso em crianças, mas estou certo de que podem ser muito úteis na hipótese de fracasso no tratamento clínico não medicamentoso. O que devemos tentar é que a criança obesa deixe de ter excesso de peso até a adolescência, porque as estatísticas revelam que adolescentes obesos são quase sinônimos de adultos obesos.

Mais ainda, a porcentagem de crianças com diabetes do tipo 2 (característica dos adultos) vem se acentuando, devido ao aumento da obesidade infantil, que deve ser tratada com remédios.

2. Obesidade mórbida

O nome é realmente assustador, mas o termo *obesidade mórbida* é amplamente aceito pela literatura médica para designar aquela obesidade exagerada, que, com extraordinária frequência, está associada a um nítido prejuízo de qualidade de vida e a uma quase inevitável redução no tempo de vida. Obesos dessa categoria são aqueles que têm pelo menos 45kg a mais do que deveriam, pelas tabelas de correlação entre peso e altura, ou que têm um Índice de Massa Corpórea (lembrando os leitores, Índice de Massa Corpórea é o resultado da divisão entre os quilos da pessoa e sua altura em metros) superior a $40kg/m^2$.

Todos já ouviram falar de obesos que não conseguem andar devido ao peso, ou que não podem passar por portas, ou que não entram em aviões; pois é, esses são os representantes mais exagerados dos obesos mórbidos. Na verdade, hoje em dia já são classificados como superobesos. Tirando a vantagem de que, uma vez por ano, um de seus representantes pode ser o Rei Momo e também o fato de eles poderem ser lutadores de sumô, esses indivíduos sofrem demais! Por que alguém se torna obeso mórbido? Pelo mesmo motivo que uma pessoa se torna obesa, ou seja, ingestão maior que gasto calórico por um bom tempo.

Só que, nos obesos mórbidos, essa diferença se torna ainda mais nítida, porque, entre outros motivos, há um forte componente genético nessa doença. Se há pessoas com muita possibilidade de ter genes predisponentes à obesidade, os obesos mórbidos devem ser alguns deles; segundo minha experiência, pelo menos 70% dos obesos mórbidos têm outro caso de obesidade mórbida na família.

E como tratar um indivíduo com essa doença? Inicialmente, deve-se tentar fazer o tratamento convencional, mas é opinião unânime entre os médicos que os resultados são decepcionantes: a maioria desiste logo, principalmente porque a quantidade de quilos a perder é tão elevada que as pessoas desanimam. Além disso, os obesos mórbidos que conseguem perder peso tendem a recuperá-lo; cerca de 95% dos obesos mórbidos voltam a ganhar peso.

Há métodos mais radicais, como o uso de dietas preparadas com poucas calorias, suplementadas por vitaminas em preparações comerciais, que são tomadas sob a forma líquida.

Se os pacientes suportarem fazer esse tipo de alimentação por muitos meses, o resultado é bem satisfatório, mas persiste a tendência a engordar de novo. Outro método radical é o uso de dietas acentuadamente hipocalóricas, com os pacientes internados; o melhor resultado que eu já testemunhei foi de um paciente que ficou internado no hospital por um ano e perdeu cerca de 140kg (foi de 220kg para 80kg), e, até onde sei por informações familiares (porque não vejo mais o paciente há algum tempo), é que ele deve estar com cerca de 120kg. Ainda assim, o resultado continua bom!

Nos últimos anos, as internações hospitalares foram substituídas pelos spas, que proliferam de maneira espantosa.

Eu tive a oportunidade de chefiar uma equipe que acompanhou, por certo tempo, pacientes dispostos a seguir um programa tipo spa e no qual era praticamente obrigatória a realização de um teste cicloergométrico. Fiquei perplexo com a frequência das alterações detectadas, o que significa que **essas pessoas têm de ser submetidas a um rigoroso programa de acompanhamento físico.**

O principal problema dos spas, contudo, é que as pessoas obesas acham que os poucos dias que vão passar lá resolverão definitivamente seu problema, o que não é verdade. O peso perdido é rapidamente recuperado se a pessoa não persistir na disciplina alimentar. Em outras palavras, o período de restrição alimentar violenta pode ser útil para um arranque inicial, mas, se não for seguido por uma rígida disciplina durante um bom tempo — na verdade, por toda a vida —, de uma maneira ou de outra, teremos tempo e dinheiro perdidos.

Evidentemente, o uso de medicamentos é praticamente obrigatório no manejo dos obesos mórbidos. Se os resultados forem bons, eles certamente serão utilizados por toda a vida.

Finalmente, a solução mais radical para o tratamento da obesidade é a realização da cirurgia bariátrica.

A cirurgia bariátrica (ou cirurgia para perda de peso) é um método que deve ser reservado aos casos graves, sem êxito após várias tentativas de tratamento clínico bem-orientado. Na verdade, são candidatos formais à realização dessa cirurgia os pacientes nessas condições com IMC superior a 40kg/m^2 ou superior a 35kg/m^2 com doenças associadas (e são tantas!).

Cada vez mais cresce o número de indivíduos operados, e o Brasil, depois dos Estados Unidos, é o país com o maior número de cirurgias bariátricas realizadas.

Existem várias técnicas cirúrgicas, que devem ser escolhidas de acordo com o paciente. No entanto, não vou detalhar essas técnicas porque isso escapa ao intuito de nosso livro, que pretende basicamente tentar ensinar às pessoas, após entenderem por que ocorre excesso de peso, a atingirem um peso adequado através do sistema de pontos.

Em resumo, **acho que devemos encarar com maior seriedade o problema do obeso mórbido e acenar com a possibilidade, se outros métodos falharem, de eles serem submetidos a uma cirurgia.**

Certamente, sou o clínico que, no Brasil, há mais tempo acompanha pacientes com obesidade mórbida submetidos à cirurgia bariátrica e sou um entusiasta dela, desde que seja decidida de forma criteriosa.

VI

O SISTEMA DE PONTOS (COMO CALCULÁ-LOS?)

Na verdade, o sistema de pontos nada tem de revolucionário; trata-se apenas de uma expressão da minha filosofia de tratamento do excesso de peso e, mais ainda, de uma alimentação saudável e prazerosa. Através dele é possível manter um peso aceitável, sem deixar de comer nada.

Talvez o grande mérito do sistema de pontos seja que, quando comecei a utilizá-lo, em 1969, permitindo todos os tipos de alimentos, ainda predominava a noção de que dietas, ou regimes (palavra pior ainda), deveriam ser muito restritivos e, por isso, cansativos.

Além disso, a denominação "pontos", por alguma razão, parece-me mais simpática que "calorias". Ressalto, mais uma vez, que os pontos nada mais são que uma maneira de expressar as calorias, um ponto correspondendo a cerca de 3,6 calorias.

É claro que, desde 1969, já fiz várias edições revistas e atualizadas dos pontos; as nutricionistas que trabalharam comigo (Gilda Schwartzman, Rosana Lorena, Roseli Borg, Beatriz Silva, Mariana Del Bosco, Ana Beatriz Guimarães Oliva, Mônica Beyruti, Ana Paola Monegaglia) e minha nutricionista atual, Renata Pepe, deram o melhor de si no sentido de ampliar a quantidade de alimentos listados e de renovar a pontuação; cada novo valor dos pontos é ditado pelos mais recentes trabalhos e tabelas nutricionais.

Longe de mim a pretensão de que as pessoas afligidas pelo problema do controle de peso resolverão seu caso simplesmente consultando minhas tabelas. Como já enfatizei inúmeras vezes, cada caso é um caso, e não é possível haver apenas um sistema para todos (por exemplo, muitas pessoas necessitam de remédios para emagrecer e manter o novo peso). Até mesmo a pontuação para perder peso é variável para cada pessoa.

Em todo caso, tentando colocar em prática o sistema para aqueles que nos leem, desenvolvi uma maneira de cada um calcular os pontos necessários para emagrecer e manter o novo peso — e vamos nos dedicar a isso.

Talvez no início você julgue o cálculo complicado, mas, com uma calculadora nas mãos, vai verificar que não só é fácil, como também os resultados serão muito bons.

PORTANTO, VAMOS AOS PONTOS!
Nos capítulos anteriores, aprendemos quais são os fatores que predispõem à obesidade. Aprendemos também que, além do fator estético, dependendo do nível de excesso de peso, ele pode comprometer a saúde do indivíduo.

De maneira geral, aprendemos que, para haver ganho de peso, a quantidade de energia ingerida deve ser maior que a quantidade de energia gasta. E, evidentemente, da maneira inversa, para haver perda de peso, o indivíduo deve ingerir menos calorias do que seu corpo gasta. E A ENERGIA GASTA VARIA DE PESSOA PARA PESSOA.

O objetivo deste capítulo é, portanto, calcular seu gasto energético diário, EM PONTOS, e calcular a quantidade diária de pontos que deve ser ingerida para que você emagreça e mantenha o novo peso.

Assim, seguiremos quatro passos, a saber:

1) Cálculo da energia de repouso gasta durante o dia.
2) Cálculo da energia total (repouso + atividade física) gasta durante um dia.
3) Cálculo da energia total consumida, no máximo, diariamente, para perder peso.
4) Cálculo da energia total consumida para se manter o peso.

REPITO: TUDO EM PONTOS.

1) **Cálculo da energia de repouso gasta durante o dia.**

Existem algumas fórmulas aceitas no meio médico para se calcular o Metabolismo de Repouso. Neste livro, utilizaremos a mais simples e, já que falamos em pontos, adaptamos a fórmula para eles, com a finalidade de facilitar sua vida no cálculo do gasto calórico diário. Calcularemos aqui o que chamamos Pontos para o Metabolismo de Repouso, ou PMR.

A fórmula é diferente para homens e para mulheres, e de acordo com a idade do indivíduo. Para saber qual fórmula utilizar nesse cálculo em seu caso específico, utilize a tabela a seguir.

	Mulheres	Homens
10 a 18 anos	PMR= 3,4 x Peso (kg) + 27	PMR= 4,9 x Peso (kg) + 180
18 a 30 anos	PMR= 4,1 x Peso (kg) + 137	PMR= 4,2 x Peso (kg) + 188
30 a 60 anos	PMR= 2,4 x Peso (kg) + 230	PMR= 2,4 x Peso (kg) + 244
Acima de 60 anos	PMR= 2,9 x Peso (kg) + 165	PMR= 3,7 x Peso (kg) + 135

Assim, por exemplo:

a) Se você é uma mulher de 32 anos, pesando 65kg, seu gasto em repouso diário, em pontos, é:

Pontos gastos no Metabolismo de Repouso

$$(PMR) = 2,4 \times Peso\ (kg) + 230$$
$$Portanto: (2,4 \times \mathbf{65}) + 230 =$$
$$= 156 + 230 = \mathbf{386}$$

b) Se você é um homem com mais de 60 anos, pesando 120kg, o cálculo será:

$$PMR = 3,7 \times Peso + 135$$
$$Portanto: (3,7 \times \mathbf{120}) + 135 =$$
$$= 444 + 135 = \mathbf{579}$$

Ressalto: PMR é a quantidade de pontos gasta por seu organismo, diariamente, para o Metabolismo de Repouso, ou seja, sem considerar as atividades diárias, que serão calculadas no próximo passo, no cálculo da energia **total** diária.

2) **Cálculo da energia total (repouso + atividade física) gasta durante um dia**

Uma vez calculada a quantidade de pontos gasta pelo organismo, diariamente, para manter o Metabolismo de Repouso, passemos ao cálculo dos pontos diários reais gastos para manter o peso, que chamaremos, para finalidades didáticas, de Pontos Diários Totais de Manutenção (PDTM), pois é a quantidade teórica de pontos que você deve fazer para manter o peso atual. Esse cálculo leva em consideração, além do PMR, seu nível de atividade física.

Portanto, para sabermos qual é seu gasto diário total, precisamos conhecer sua atividade, quer no dia a dia, quer através de exercícios, e para isso seguiremos a tabela a seguir, que assinala o número que deve ser multiplicado por seus pontos obtidos no cálculo do Metabolismo de Repouso (PMR) calculado anteriormente:

A esse número, chamaremos de Nível de Atividade (NA)

	Mulheres com o dia a dia sedentário (sentadas durante a maior parte do dia, com pouca atividade diária)	Mulheres com o dia a dia agitado, movimentado, seja em casa, seja no trabalho	Homens com o dia a dia pouco movimentado, ficando parados ou sentados durante a maior parte do dia	Homens com o dia a dia agitado, movimentando-se bastante durante o dia, seja no trabalho, seja em casa
Sem nenhuma atividade física programada	1,2	1,3	1,2	1,3
Atividade física programada três vezes por semana, durante pelo menos 30 minutos	1,3	1,35	1,3	1,4
Atividade física de 30 minutos todos os dias ou três vezes por semana por mais de uma hora	1,35	1,45	1,4	1,5
Atividade física programada diária com duração de 1 hora a 2,5 horas por dia	1,45	1,5	1,5	1,6
Atividade física programada diária com duração de mais de 2,5 horas	1,5	1,7	1,6	1,8

Assim, por exemplo, se você é uma mulher com o dia a dia sedentário, mas faz atividades físicas de pelo menos 30 minutos, três vezes por semana, seu Nível de Atividade (NA) será 1,3.

Caso você, mulher, tenha um dia a dia movimentado, no trabalho, por exemplo, e realize atividades físicas diárias de pelo menos 1 hora seu nível de atividade será 1,5.

Agora, uma vez calculado o nível de atividade, vamos ao cálculo final da energia, em pontos, gasta diariamente por seu organismo para que você mantenha o peso, os Pontos Diários (PD).

E a fórmula que nos permite calcular esse gasto total diário é:

PD = PMR x NA

Exemplo:
Se você é a mulher citada no exemplo anterior, e seu PMR diário (ou seja, seu gasto de pontos no metabolismo de repouso) é 386, e você tem um dia agitado, mas não pratica exercícios (seu NA é 1,3), o número de pontos que deve fazer para manter o peso (PD) é

PD = PMR x NA = 386 x 1,3 = 501,8

Parece difícil? Eu tenho uma boa e uma má notícia. A má notícia é: ainda não acabamos! A boa notícia, por outro lado, é que falta muito pouco! Ainda falta calcularmos os pontos que você deverá fazer para perder peso. Afinal, a maioria de vocês, ao ler este livro, não chegou até aqui porque quer manter o peso, e sim porque quer emagrecer, embora eu conheça muitas pessoas que utilizam minha tabela apenas para aprender a se alimentar, mesmo tendo um peso bom. Outra boa notícia é que esse cálculo se torna fácil se você entender o princípio nele contido: é preciso saber quanto você gasta em pontos para calcular quanto deve comer (em pontos também) para emagrecer.

3) **Cálculo da energia total consumida, no máximo, diariamente, para perder peso.**

Chamaremos de Pontos para Perda de Peso (PPP) os pontos diários que você poderá ingerir, no máximo, para ter uma perda de peso confiável. E esse cálculo, finalmente, é muito simples.

Para tanto, faremos uma redução de 40% de seu gasto calórico total diário (PD).

Assim, a fórmula é:

PPP = PD x 0,6

Por exemplo, se, para manter seu peso estável, seu PD é de 600 pontos, para perder peso, usará a seguinte fórmula:

PPP = **600** x 0,6 = **360 pontos**

Portanto, nesse caso, se você ingerir, no máximo, 360 pontos diariamente, perderá peso de forma segura e praticamente garantida.

Em outro exemplo, caso seu PD seja de 500, seus Pontos para Perda de Peso (PPP) que devem ser realizados diariamente serão:

PPP = **500** x 0,6 = **300 pontos**

É claro que você quer saber quantos quilos vai perder, e aí devo lhe dizer que isso é variável de indivíduo para indivíduo. Em média, devo lhe dizer que provavelmente você perderá de 0,5kg a 1kg por semana, pelo menos no começo.

É claro que a tendência é que a perda de peso seja cada vez menor à medida que o tempo vai passando (e uma das razões é que a quantidade de calorias gastas no metabolismo de repouso diminui). É possível que, para muitas pessoas, essa perda de peso atingida com o cálculo de pontos inicial seja suficiente para deixá-la satisfeita, fazendo com que já passe para o cálculo dos pontos para manutenção do peso. Para outras, no entanto, o resultado pode ainda não ser o desejável.

Nesse caso, haverá necessidade de reduzir o número de pontos do dia ou aumentar a atividade física.

Na primeira hipótese, sugiro o seguinte: para cada 5kg perdidos, subtraia 30 pontos do total diário que você vinha fazendo.

Reitero que o emagrecimento é diferente mesmo quando comparadas pessoas com as mesmas características.

Isso significa que, com o mesmo número de pontos, duas pessoas parecidas vão obter resultados diferentes.

Obviamente, ninguém conhece melhor a si mesmo do que você; portanto, é possível que tenha de adaptar o número de pontos às suas próprias características.

4) Cálculo da energia total consumida para se manter o peso

Um dos grandes problemas em um processo de emagrecimento é que as pessoas acreditam que, após perderem peso, tudo se resolve e elas poderão voltar a comer como faziam quando tinham excesso de peso.

Resultado: Voltam a engordar (e, muitas vezes, mais que antes!).

O que quero dizer com isso? Que o processo não se encerra ao se atingir o peso desejado. Ele deve continuar — e por toda a vida. Como? Conhecendo seu organismo e aprendendo a se controlar.

No caso, sabendo quantos pontos você deve fazer para manter seu corpo.

Há duas maneiras de fazer isso:

1 — Calculando a energia gasta no dia a dia já com seu novo peso e talvez com sua maior atividade física, de acordo com os dados apresentados no início deste capítulo. O número de pontos para manter seu peso deve ser igual a essa energia gasta (PD = PMR x NA).

2 — Tateando o comportamento de seu peso de acordo com os pontos que você aprendeu a calcular e verificar se o número aproximado é compatível com sua manutenção.

Eu sei que muitos vão perguntar: então, terei de contar pontos a vida inteira?

Como regra, não. Minha experiência me diz que, após certo tempo de controle mais rígido, anotando, as pessoas aprendem a se policiar, a conhecer o valor dos pontos, a fazer compensações de cabeça e a manter o novo peso.

Posso assegurar que o resultado a longo prazo é muito bom e as pessoas aprendem a ter um peso bem adequado, comendo de tudo e com muito prazer. Vale a pena!

Vamos então à tabela de pontos! É nela que você vai encontrar a maioria dos alimentos que ingere e é nela que vai aprender a comer bem e ter um peso adequado!

VEGETAIS (I) (à vontade)
Acelga, agrião, aipo, alface, alho-poró, alga marinha, almeirão, aspargo, cebola, chicória, couve, couve-de-bruxelas, erva-doce, escarola, espinafre, endívia, folha de beterraba, jiló, maxixe, mostarda, nabo, pepino, pimentão, rabanete, radicchio, repolho, rúcula, salsão, taioba, tomate.

VEGETAIS (II) (2 colheres [sopa] cheias = 10 pontos)
Abóbora, abobrinha, alcachofra, berinjela, beterraba, brócolis, broto de bambu, broto de feijão, cenoura, chuchu, cogumelo, couve-flor, ervilha-torta, palmito, quiabo, shimeji, shitake, vagem.

CARNES E OVOS
(1 porção = 45 pontos)

Almôndega cozida (bovina)	2 unidades
Almôndega cozida (frango/ peru)	3 unidades
Bolo de carne	1 pedaço médio
Carne assada	2 fatias finas
Cabrito/cordeiro	1 pires de café (60g)
Carne moída/picadinho preparados	3 colheres (sopa)
Carne seca preparada	2 colheres (sopa)
Carne de soja preparada	1 porção (150g)
Carne bovina crua	1 filé (100g)
Coelho assado	1 pedaço (80g)
Fígado cru	1 bife (100g)
Frango sem pele cru (carne branca/peito)	1 filé (150g)
Frango sem pele cru (partes/coxa)	2 pedaços (100g)

Frango (sobrecoxa sem pele, crua)	1 pedaço (100g)
Hambúrguer (bovino)	1½ unidade (80g)
Hambúrguer (frango/peru)	1½ unidade (80g)
Língua	2 fatias (75g)
Linguiça	1 unidade (50g)
Miúdos	1 pires (chá) (100g)
Nuggets assados	3 unidades pequenas
Ovo (clara)	10 unidades (200g)
Ovo (gema)	3 unidades (45g)
Ovo de codorna	9 unidades (100g)
Ovo inteiro	2 unidades (90g)
Pato assado	1 pires (café) (80g)
Peru assado (carne branca)	1 filé (150g)
Peru assado (coxa)	1 pedaço (100g)
Porco assado (lombo)	2 fatias finas (100g)
Porco assado (pernil)	1 fatia fina (50g)
Porco assado (bisteca)	1 unidade pequena (50g)
Porco assado (tender)	3 fatias finas (100g)
Salsicha (chester/ frango/ peru)	2 unidades
Salsicha (suína)	1½ unidade

PEIXES E FRUTOS DO MAR
(1 porção = 40 pontos)

Arenque defumado	1 porção (50g)
Atum em óleo drenado	4 colheres (sopa)
Atum na salmoura drenado	6 colheres (sopa)

Bacalhau	1 pires (chá)
Bacalhau, atum e salmão frescos	1 filé pequeno (100g)
Camarão	1 pires (chá) raso
Cação	1 posta pequena (100g)
Carne de siri	1 pires de café (145g)
Dourado/ pintado	1 filé grande (200g)
Haddock	1 unidade pequena (100g)
Kani Kama	10 unidades
Lagosta	1 unidade média (150g)
Lagostim	8 unidades
Lula/polvo	1 pires (chá)
Marisco com casca	1 pires (chá)
Merluza	1 filé (150g)
Namorado	1 filé médio (150g)
Ostras	10 unidades
Pescada Branca/ badejo/ linguado	1 filé grande (200g)
Salmão defumado	3 fatias
Sardinha fresca	1 filé pequeno (100g)
Sardinha em óleo	2 unidades
Sardinha com tomate	3 unidades
Truta	1 unidade (200g)
Vieiras	1 pires (chá)

CEREAIS, LEGUMINOSAS E TUBÉRCULOS
(1 porção = 20 pontos)

Arroz/arroz integral	2 colheres (sopa)
Arroz à grega	2 colheres (sopa)

Aveia	1 colher (sopa) cheia
Batata	1 unidade pequena
Batata-doce	½ unidade pequena
Batata Smile	1 unidade
Ervilha	4 colheres (sopa)
Fava	2 colheres (sopa)
Feijão/lentilha	4 colheres (sopa)
Gergelim	2 colheres (chá)
Germe de Trigo	1 colher (sopa)
Grão-de-bico	2 colheres (sopa)
Mandioca	1 pedaço
Mandioquinha	1 unidade pequena
Milho	3 colheres (sopa)
Quinua	1 colher (sopa) cheia
Soja	2 colheres (sopa)
Trigo	1 colher (sopa) cheia

CEREAIS MATINAIS

All-Bran	1 xícara (chá) (40g)	30 pontos
Cereal de aveia e banana light	1 sachê (40g)	40 pontos
Corn Flakes	¾ de xícara (chá) (30g)	31 pontos
Crunch	¾ de xícara (chá) (30g)	33 pontos
Fibra Mais	¾ de xícara (chá) (40g)	28 pontos
Granola/ Musli	1 colher (sopa)	40 pontos
Grain Flakes (Jasmine)	½ xícara (chá) (40g)	44 pontos

Kellness	½ xícara (chá) (40g)	40 pontos
Nescau	¾ de xícara (chá) (30g)	33 pontos
Nesfit	¾ de xícara (chá) (30g)	29 pontos
Sucrilhos	¾ de xícara (chá) (30g)	20 pontos

OLEAGINOSAS

Amêndoas/Avelãs	1 unidade	2 pontos
Amendoim	1 colher (sopa)	20 pontos
Castanha de caju	1 unidade	4 pontos
Castanha-do-pará	1 unidade	10 pontos
Castanha portuguesa/ pinhão	1 unidade	6 pontos
Noz	1 unidade	10 pontos
Pistache	1 unidade	2 pontos
Semente de abóbora	1 colher (sopa)	20 pontos
Semente de linhaça/ chia	1 colher (sopa)	15 pontos

MASSAS E FARINÁCEOS

Canelone	1 unidade	30 pontos
Capelete	1 xícara (chá)	50 pontos
Crepe sem molho	1 unidade	60 pontos
Farelo de aveia	1 colher (sopa) cheia	20 pontos
Farelo de trigo	1 colher (sopa)	10 pontos
Farinha de mandioca/ trigo	1 colher (sopa)	20 pontos
Fubá	1 colher (sopa)	20 pontos
Lasanha	2 colheres (sopa)	40 pontos

Macarrão cozido	1 xícara (chá)	30 pontos
Macarrão instantâneo Mãe Terra	1 unidade	70 pontos
Amido de milho	1 colher (sopa)	20 pontos
Miojo	1 unidade	100 pontos
Nhoque	3 colheres (sopa)	40 pontos
Panqueca sem molho	1 unidade	60 pontos
Raviólis	1 xícara (chá)	50 pontos
Rondelli	1 unidade	40 pontos

PREPARAÇÕES

Camarão com Catupiry	1 colher (sopa)	20 pontos
Carpaccio com molho e parmesão	1 prato grande	120 pontos
Creme de espinafre	1 colher (sopa)	10 pontos
Creme de milho	1 colher (sopa)	20 pontos
Cuscuz à paulista	1 fatia	40 pontos
Cuscuz marroquino	1 colher (sopa)	15 pontos
Farofa	1 colher (sopa)	20 pontos
Polenta assada	1 colher (sopa)	20 pontos
Purê de batata	1 colher (sopa)	20 pontos
Quiche	1 unidade pequena	80 pontos
Risoto	1 colher (sopa)	20 pontos
Salada de maionese	1 colher (sopa)	20 pontos
Salpicão de frango	1 colher (sopa)	20 pontos
Suflês	1 colher (sopa)	20 pontos
Estrogonofe	2 colheres (sopa)	45 pontos
Torta salgada	1 pedaço pequeno (100g)	60 pontos

FRUTAS (I) (1 porção = 10 pontos)

Abacate	1 colher (sopa)
Abacaxi	1 fatia fina
Ameixa amarela	3 unidades
Ameixa vermelha	2 unidades
Acerola	5 unidades
Amora	1 pires (chá)
Banana-maçã	½ unidade
Banana-ouro	2 unidades
Banana-prata	½ unidade
Banana seca	1 unidade
Blueberry	3 colheres (sopa)
Caju	2 unidades
Carambola	3 unidades
Cereja	6 unidades
Figo	1 unidade
Framboesa	2 colheres (sopa)
Grapefruit	½ unidade
Jabuticaba	1 pires (chá)
Jaca	4 bagos
Kiwi	1 unidade
Laranja	1 unidade
Lichia	4 unidades
Maçã seca	½ xícara (chá)
Mamão	1 fatia
Manga	¼ de unidade
Maracujá	1 unidade
Melão	1 fatia
Nectarina	2 unidades
Nêspera	2 unidades

Pêssego	1 unidade
Pitanga	3 colheres (sopa)
Uvas	12 unidades
Uva-passa	1 colher (sopa)

FRUTAS (II) (1 porção = 15 pontos)

Ameixa seca	5 unidades
Banana-nanica	½ unidade
Caqui	½ unidade
Damasco seco	5 unidades
Figo seco	3 unidades
Fruta do conde/atemoia	½ unidade
Goiaba	1 unidade
Lima-da-pérsia	2 unidades
Maçã	1 unidade
Mangustão	1 unidade
Melancia	1 fatia
Morango	8 unidades
Papaia	½ unidade
Pera	1 unidade
Pera seca	5 unidades
Salada de frutas	3 colheres (sopa)
Tangerina (mexerica)	1 unidade
Tâmara	3 unidades

ÓLEOS E GORDURAS (1 porção = 20 pontos)

Azeite	1 colher (sopa)
Bacon	1 fatia fina

Manteiga/margarina	2 colheres (chá)
Óleos vegetais	1 colher (sopa)

LEITES E IOGURTES

Actimel	1 unidade	22 pontos
Activia	1 unidade (100g)	30 pontos
Creme de leite	2 colheres (chá)	15 pontos
Danete	1 unidade	45 pontos
Iogurte de frutas Danone	1 unidade (100g)	30 pontos
Danoninho	1 unidade	15 pontos
Danoninho (potão)	1 unidade (100g)	34 pontos
Iogurte desnatado	1 copo (200ml)	25 pontos
Iogurte com mel	1 unidade (220ml)	60 pontos
Iogurte mix granola e frutas Vigor	1 unidade (168g)	37 pontos
Iogurte grego Nestlé	1 unidade (100g)	32 pontos
Iogurte grego Vigor	1 unidade (100g)	42 pontos
Iogurte natural	1 copo (200ml)	40 pontos
Leite de coco	1 colher (sopa)	15 pontos
Leite desnatado	1 copo (200ml)	20 pontos
Leite semidesnatado	1 copo (200ml)	25 pontos
Leite de soja integral	1 copo (200ml)	40 pontos
Leite integral	1 copo (200ml)	35 pontos
Toddynho	1 unidade	55 pontos
Yakult	1 unidade	15 pontos

SHAKES

Diet Shake	3 colheres (sopa)	30 pontos
Glucerna SR	1 caixinha (220ml)	60 pontos
Herbalife	2 colheres (sopa)	25 pontos

PÃES E BISCOITOS

Biscoito champanhe	1 unidade	10 pontos
Biscoito eQlibri	1 caixinha (23g)	28 pontos
Biscoito Levíssimo Light	6½ unidades (30g)	29 pontos
Biscoito Nesfit	1 pacote (21g)	25 pontos
Biscoito Tickroc Wickbold	1 pacote (27g)	30 pontos
Biscoito minimix de aveia Quaker	1 pacote (30g)	37 pontos
Bisnaguinha	1 unidade	20 pontos
Biscoito cream-craker/doce	1 unidade	8 pontos
Biscoito com gergelim	1 unidade	12 pontos
Biscoito recheado/waffer	1 unidade	18 pontos
Brioche	1 unidade	50 pontos
Broa de milho	1 unidade	40 pontos
Club Social integral	1 pacotinho	35 pontos
Cookies	1 unidade	20 pontos
Croissant sem recheio	1 unidade pequena	40 pontos
Egg Sponge	1 unidade	23 pontos
Grissini	1 unidade	5 pontos
Massa semipronta integral Rap 10	1 unidade	33 pontos
Pão de batata sem recheio	1 unidade	40 pontos
Pão de centeio/integral/glúten	1 fatia	20 pontos
Pão doce	1 unidade	50 pontos

Pão de forma	1 fatia	20 pontos
Pão francês/ciabata (peq.)	1 unidade	40 pontos
Pão de hambúrguer/hot dog	1 unidade	40 pontos
Pão italiano	1 fatia	40 pontos
Pão de queijo (Casa do Pão de Queijo)	1 unidade	40 pontos
Pão de queijo (mini)	1 unidade	10 pontos
Pão de milho	1 fatia (50g)	42 pontos
Pão sírio (Pitta)	1 unidade pequena	30 pontos
Pão sírio com gergelim (mini)	1 unidade	20 pontos
Pão sueco	1 fatia	20 pontos
Pizza de frigideira	1 disco sem recheio	25 pontos
Pretzel doce	1 unidade	12 pontos
Pretzel salgado	1 unidade	80 pontos
Torrada	1 unidade	10 pontos

QUEIJOS E FRIOS

Alouette	1 colher (sopa)	25 pontos
Blanquet (peru)	1 fatia fina (10g)	5 pontos
Camembert/Brie	1 fatia fina (30g)	25 pontos
Catupiry	1 colher (sopa)	20 pontos
Chester Lunch	1 fatia fina (10g)	5 pontos
Cottage	2 colheres (sopa)	10 pontos
Cream cheese	1 colher (sopa)	23 pontos
Gorgonzola	1 fatia pequena (20g)	20 pontos
Gruyère	1 fatia pequena (20g)	20 pontos
Lombo defumado	1 fatia fina (10g)	5 pontos
Mortadela (frango)	1 fatia fina (20g)	10 pontos

Mortadela (suína)	1 fatia fina (20g)	15 pontos
Muçarela	1 fatia fina (20g)	20 pontos
Muçarela de búfala média	1 unidade	40 pontos
Muçarela de búfala pequena	1 unidade	10 pontos
Parmesão	2 colheres (chá)	10 pontos
Pastrami	1 fatia pequena (15g)	5 pontos
Peito de frango defumado	1 fatia fina (20g)	10 pontos
Peito de peru defumado	1 fatia fina	10 pontos
Polenguinho	1 unidade	20 pontos
Presunto cru	1 fatia fina (15g)	10 pontos
Presunto (peru)	1 fatia fina (20g)	5 pontos
Presunto magro (suíno)	1 fatia fina (20g)	10 pontos
Provolone	1 fatia fina (20g)	25 pontos
Queijo branco	1 fatia fina (30g)	20 pontos
Queijo de cabra	1 bolinha	20 pontos
Queijo de minas	1 fatia fina (30g)	30 pontos
Queijo prato	1 fatia fina (20g)	20 pontos
Queijo de coalho	1 palito	70 pontos
Queijo de soja (tofu)	1 fatia grande (90g)	25 pontos
Queijo suíço	1 fatia pequena (20g)	25 pontos
Requeijão	1 colher (sopa)	20 pontos
Ricota	1 fatia grande (50g)	25 pontos
Roquefort	1 fatia pequena (20g)	25 pontos
Rosbife	1 fatia pequena (10g)	5 pontos
Salame	1 fatia fina (5g)	5 pontos
Salsichão	1 fatia fina (20g)	10 pontos

BEBIDAS

Ades (coco/chocolate/ cereais com mel/banana/ morango)	1 copo (200ml)	35 pontos
Ades frutas	1 copo (200ml)	18 pontos
Ades original	1 copo (200ml)	23 pontos
Água de coco	1 copo (200ml)	13 pontos
Batidas	1 taça pequena (80ml)	60 pontos
Bebida energética	1 lata	34 pontos
Bloody Mary	1 copo pequeno (100ml)	34 pontos
Caldo de cana	1 copo (200ml)	46 pontos
Cappuccino (preparado com água)	1 xícara (chá)	20 pontos
Cerveja	1 lata (350ml)	40 pontos
Cerveja preta	1 lata (350ml)	57 pontos
Chá industrializado	1 unidade (200ml)	20 pontos
Chope	1 copo tulipa (300ml)	35 pontos
Coquetel de frutas	1 copo (100ml)	22 pontos
Gatorade	1 garrafa (500ml)	35 pontos
Gim/pinga/vodca	1 dose (40ml)	30 pontos
Groselha	1 copo (200ml)	24 pontos
Kir	1 taça (120ml)	50 pontos
Licor	1 cálice (30ml)	25 pontos
Martíni	1 taça (120ml)	30 pontos
Refrigerante	1 copo (200ml)	23 pontos
Saquê	1 copo (100ml)	40 pontos
Smirnoff Ice	1 garrafinha	50 pontos
Sollys frutas	1 copo (200ml)	15 pontos
Sollys original	1 copo (200ml)	25 pontos
Suco de laranja (caseiro)	1 copo (200ml)	40 pontos
Suco de melancia (caseiro)	1 copo (200ml)	45 pontos

Suco de abacaxi (caseiro)	1 copo (200ml)	20 pontos
Suco de garrafa/polpa	1 copo (200ml)	10 pontos
Suco pronto	1 copo (200ml)	35 pontos
Suco natural		(calcular de acordo com as frutas utilizadas no suco e suas respectivas pontuações)
Vermute	1 taça (120ml)	30 pontos
Vinho/champanhe	1 taça (120ml)	30 pontos
Vinho do Porto	1 copo pequeno (60ml)	56 pontos
Whisky	1 dose (40ml)	30 pontos

DOCES (I)

Açaí com granola	200g	96 pontos
Açúcar refinado/cristal/confeiteiro	1 colher (sopa)	17 pontos
Açúcar mascavo	1 colher (sopa)	15 pontos
Bala/chicletes	1 unidade	6 pontos
Bananinha com açúcar	1 unidade	30 pontos
Cereja em calda	1 colher (sobremesa)	11 pontos
Creme de abacate	1 colher (sopa)	13 pontos
Doce de fruta em pasta	1 colher (sopa)	20 pontos
Frutas em calda	1 porção	30 pontos
Gelatina	1 colher (sopa)	7 pontos
Geleia	1 colher (sopa)	14 pontos
Geleia de mocotó	1 colher (sopa)	7 pontos
Goiabada/bananada	1 fatia fina	20 pontos
Marrom-glacê	1 colher (sopa)	14 pontos

Mel	1 colher (sopa)	13 pontos
Sagu	1 colher (sopa)	10 pontos
Sorvetes de frutas sem leite	1 picolé	19 pontos
Suspiro	1 unidade	11 pontos

DOCES (II)

Achocolatado	1 colher (sopa)	10 pontos
Alfajor	1 unidade	60 pontos
Alpino	1 unidade (13g)	20 pontos
Ambrosia	1 colher (sopa)	30 pontos
Arroz-doce	1 colher (sopa)	20 pontos
Batom	1 unidade (16g)	25 pontos
Bem-casado	1 unidade	40 pontos
Biju	1 unidade	5 pontos
Bis	1 unidade	10 pontos
Bolo comum	1 fatia fina (60g)	60 pontos
Bolo de festa (doceria)	1 fatia (100g)	150 pontos
Bolinho (Ana Maria)	1 unidade	50 pontos
Bomba	1 unidade	45 pontos
Bombom	1 unidade (30g)	40 pontos
Brigadeiro	1 unidade pequena	14 pontos
Brownie	1 unidade pequena	70 pontos
Camafeu/ doces caramelados	1 unidade	25 pontos
Canjica	1 colher (sopa)	10 pontos
Casquinha de sorvete	1 unidade	5 pontos
Chantili	1 colher (sopa)	20 pontos
Chocolate	25g	40 pontos
Chocotone	1 fatia (80g)	12 pontos
Churros com doce de leite	1 unidade	17 pontos

Coberturas	1 colher (sopa)	20 pontos
Cocada	1 unidade (100g)	100 pontos
Creme de papaia	1 xícara (chá)	80 pontos
Doce de leite	1 colher (sopa)	20 pontos
Doces sírios	1 unidade	75 pontos
Farofa doce	1 colher (sopa)	15 pontos
Fios de ovos	1 colher (sopa)	40 pontos
Frozen yogurt	1 unidade (100g)	44 pontos
Lajotinha (Kopenhagen)	½ unidade	36 pontos
Kaak (doce sírio)	1 unidade	20 pontos
Leite condensado	1 colher (sopa)	18 pontos
Manjar	2 colheres (sopa)	45 pontos
Maria-mole	1 unidade (30g)	25 pontos
Marshmallow (pedaços)	1 unidade	6 pontos
Marzipã	1 unidade pequena (30g)	30 pontos
Merengue	1 unidade	60 pontos
M&M's amendoim	1 pacotinho (30g)	41 pontos
M&M's chocolate	1 pacotinho (30g)	37 pontos
Mousse de chocolate/pavê	1 colher (sopa)	20 pontos
Mousse de maracujá	1 colher (sopa)	10 pontos
Nhá Benta	1 unidade (40g)	35 pontos
Nutella	1 colher (sopa)	30 pontos
Pão de mel	1 unidade pequena (20g)	30 pontos
Paçoca	1 unidade (30g)	35 pontos
Pamonha	1 unidade (100g)	45 pontos
Panetone	1 fatia (80g)	80 pontos
Papo de anjo	1 unidade	42 pontos
Pé de moleque	1 unidade (30g)	36 pontos
Petit gateau	1 unidade	55 pontos
Pudim	2 colheres (sopa)	55 pontos
Queijadinha	1 unidade	50 pontos

Quindim	1 unidade pequena (50g)	60 pontos
Sonho	1 unidade	140 pontos
Sorvete com leite	1 bola ou 1 picolé	50 pontos
Sorvete Diletto, chocolate italiano	1 picolé	25 pontos
Sorvete Diletto gianduia	1 picolé	47 pontos
Tapioca sem recheio	1 porção	40 pontos
Tapioca com recheio	1 porção	120 pontos
Tortas doces	1 fatia (145g)	110 pontos

SOPAS

Caldinho de feijão	1 copo (200ml)	6 pontos
Caldo de carne/galinha (magros)	1 concha	17 pontos
Caldo verde	1 concha	30 pontos
Canja	1 concha	30 pontos
Creme de cebola	1 concha	50 pontos
Creme de ervilha	1 concha	50 pontos
Creme de legumes (batido)	2 conchas	50 pontos
Sopa de feijão com macarrão	1 concha	50 pontos
Sopa de vegetais I e II (com pedaços)	2 conchas	24 pontos

MOLHOS

Ketchup	1 colher (sopa)	6 pontos
Maionese	1 colher (sopa)	11 pontos
Chutney de manga	1 colher (sopa)	20 pontos
Molho à bolonhesa	1 colher (sopa)	12 pontos

Molho branco	1 colher (sopa)	20 pontos
Molho de gergelim	1 colher (sopa)	25 pontos
Molho inglês	1 colher (sopa)	2 pontos
Molho de mostarda	1 colher (sopa)	24 pontos
Molho Roquefort	1 colher (sopa)	30 pontos
Molho rosê	1 colher (sopa)	26 pontos
Molho tártaro	1 colher (sopa)	30 pontos
Molho de tomate	à vontade	
Molho de iogurte	1 colher (sopa)	8 pontos
Mostarda	1 colher (sopa)	3 pontos
Molho vinagrete	à vontade	
Molho madeira	1 colher (sopa)	5 pontos
Molho pesto	1 colher (sopa)	20 pontos

GULOSEIMAS

Azeitona	1 unidade	2 pontos
Barra de cereais		número de calorias/3,6 = número de pontos
Batata chips	1 pacote (50g)	78 pontos
Batata palha	1 colher (sopa)	20 pontos
Batata Pringles	1 unidade	5 pontos
Biscoito de polvilho	1 pacote (50g)	60 pontos
Canapé sem maionese	1 unidade pequena	10 pontos
Canapé com maionese	1 unidade pequena	20 pontos
Caviar	1 colher (sopa)	20 pontos
Coco ralado	1 colher (sopa)	20 pontos
Ovinhos de amendoim	1 pacote (150g)	210 pontos
Pastel de feira (médio)	1 unidade	150 pontos
Patê de berinjela	1 colher (chá)	10 pontos

Patê de galinha	1 colher (chá)	15 pontos
Pipoca de canjica doce	1 pacote (50g)	53 pontos
Pipoca estourada	½ saco grande (50g)	55 pontos
Salgadinhos assados	1 unidade pequena	20 pontos
Salgadinhos fritos	1 unidade pequena	30 pontos
Salgadinhos empanados	1 unidade pequena	40 pontos
Salgadinhos de pacote	1 pacote (50g)	70 pontos
Tomate seco	1 unidade	10 pontos
Tremoços	1 colher (sopa)	15 pontos

PRODUTOS DIET E LIGHT

Activia 0% gordura	1 unidade (100g)	17 pontos
Achocolatado light	1 colher (sopa)	10 pontos
Açúcar light	1 colher (chá)	3 pontos
Aquarius/H2OH		0 ponto
Bala diet	1 unidade	2 pontos
Batavo creamy light	1 unidade	15 pontos
Bolo light	1 fatia fina (60g)	35 pontos
Cacau em pó sem açúcar	1 colher (sobremesa)	14 pontos
Cappuccino light (preparado com água)	1 xícara (chá)	15 pontos
Cerveja light	1 lata	27 pontos
Chá industrializado diet/light		0 ponto
Chantineve light	1 caixa pronta (30g)	10 pontos
Chocotone diet	1 barrinha (30g)	40 pontos
Chocotone light	1 fatia (80g)	75 pontos
Chocolate Nestlé zero açúcar	1 barrinha (22g)	26 pontos
Clight diet		0 ponto

Cream cheese light	1 colher (sopa)	17 pontos
Creme de leite light	2 colheres (chá)	8 pontos
Doce de leite diet	1 colher (sopa)	10 pontos
Gelatina diet		0 ponto
Geleia diet	1 colher (sopa)	10 pontos
Iogurte diet ou light	1 unidade	14 pontos
Leite condensado desnatado	1 colher (sopa)	15 pontos
Leite de soja light	1 copo (200ml)	17 pontos
Maionese light	1 colher (sopa)	8 pontos
Margarina light	1 colher (sopa)	10 pontos
Molho branco light	1 colher (sopa)	10 pontos
Miojo light	1 porção	75 pontos
Pão diet ou light	1 fatia	15 pontos
Pão diet ou light sem casca/ Nutrella light	1 fatia	10 pontos
Panetone light	1 fatia (80g)	60 pontos
Pipoca light	½ saco grande (50g)	50 pontos
Polenguinho light	1 unidade	10 pontos
Pudim diet	1 porção	20 pontos
Queijo branco light	1 fatia grande (50g)	50 pontos
Queijo muçarela light	1 fatia fina (20g)	15 pontos
Queijo prato light	1 fatia fina (20g)	15 pontos
Refrigerante diet/light		0 ponto
Requeijão light	1 colher (sopa)	10 pontos
Sobremesa de queijo com frutas (Danúbio)	1 unidade	20 pontos
Sorvete diet ou light	1 bola	15 pontos
Suco Ades zero (original/ banana)	1 copo (200ml)	17 pontos

Suco Ades zero (frapê de coco)	1 copo (200ml)	20 pontos
Suco Ades zero (frutas)	1 copo (200ml)	11 pontos
Suco light	1 copo (200ml)	10 pontos
Suco Sollys zero (frutas)	1 copo (200ml)	8 pontos
Toddynho Fit	1 unidade	35 pontos

PREPARAÇÕES REGIONAIS

Acarajé	1 unidade	80 pontos
Angu	1 colher (sopa)	12 pontos
Arroz de carreteiro	1 colher (sopa)	17 pontos
Arroz com pequi	1 colher (sopa)	20 pontos
Baião de dois	1 concha	90 pontos
Bobó de camarão	3 colheres (sopa)	40 pontos
Caldeirada de frutos do mar	1 concha	25 pontos
Caruru	1 colher (sopa)	6 pontos
Casquinha de siri	1 unidade	50 pontos
Cuscuz baiano	1 fatia fina	20 pontos
Dobradinha ensopada	1 concha	22 pontos
Farofa de pinhão	1 colher (sopa)	15 pontos
Feijão tropeiro	2 colheres (sopa)	28 pontos
Feijoada	1 concha	96 pontos
Fritada de caranguejo	1 concha	33 pontos
Galinhada	1 concha	45 pontos
Leitão à pururuca	1 porção pequena	95 pontos
Moqueca de peixe	1 concha	112 pontos
Paçoca de carne de sol	1 colher (sopa)	21 pontos
Pirão de peixe	2 colheres (sopa)	20 pontos
Quibebe	2 colheres (sopa)	10 pontos

Rabada	1 porção	45 pontos
Roupa-velha	1 porção	12 pontos
Torresmo à pururuca	1 colher (sopa)	53 pontos
Tutu de feijão	2 colheres (sopa)	20 pontos
Vatapá	1 colher (sopa)	10 pontos

PREPARAÇÕES JUDAICAS

Arenque marinado	1 pires (chá)	11 pontos
Biscoitinhos de cebola (Kichalech mit tzibale)	1 unidade	17 pontos
Bolinhos de peixe (Gefilte Fish)	6 unidades	160 pontos
Bolo de mel (Onek leikach)	1 fatia	65 pontos
Chalah	1 fatia fina	45 pontos
Compota de Pessach	1 xícara de café	26 pontos
Condimento para peixe (Chrein)	2 colheres (sopa)	10 pontos
Falafel	1 unidade	23 pontos
Falso macarrão (Spaetzle)	3 colheres (sopa)	74 pontos
Maçã assada com nozes	1 unidade	64 pontos
Massinha frita para sopa (Mondeleck)	2 colheres (sopa)	80 pontos
Matza	1 unidade	35 pontos
Panquecas (Blintses)	1 unidade	87 pontos
Pastéis cozidos (Varenikes)	1 unidade	80 pontos
Pastéis de batata (Knishes)	1 unidade	90 pontos
Pastéis de ricota (Bureka)	1 unidade	120 pontos
Pepino agridoce	2 unidades	9 pontos
Repolho roxo com maçã	4 colheres (sopa)	47 pontos

Salada de fígado de galinha	2 colheres (sopa)	40 pontos
Salada de ovos (Eir mit tzibale)	1 colher (sopa)	35 pontos
Sopa de beterraba (Borscht)	1 xícara (chá)	60 pontos
Tchoulent simples (cozido)	2 colheres (sopa)	50 pontos
Torta de queijo (Kese Kejel)	1 fatia	100 pontos
Trigo-sarraceno (Kashe)	3 colheres (sopa)	60 pontos

CHURRASCARIA

Alcatra/Contra-filé	4 fatias finas (100g)	55 pontos
Baby-beef	4 fatias finas (100g)	55 pontos
Coração de galinha	5 unidades	15 pontos
Costela de boi	1 unidade	75 pontos
Costela de porco	3 unidades	96 pontos
Filé-mignon	4 fatias finas (100g)	59 pontos
Fraldinha	3 fatias finas (100g)	60 pontos
Frango com pele	1 pedaço	45 pontos
Javali	100g	75 pontos
Linguiça	1 unidade	45 pontos
Maminha	3 fatias finas (100g)	45 pontos
Perna de carneiro	1 unidade (100g)	66 pontos
Picanha	5 fatias finas	100 pontos
T-Bone	100g	16 pontos

RESTAURANTE JAPONÊS

Guioza cozido	1 unidade	30 pontos
Guioza frito	1 unidade	55 pontos
Hossomaki	1 unidade	5 pontos

Missoshiro	1 concha	17 pontos
Sushi	1 unidade	15 pontos
Sashimi	5 fatias	20 pontos
Temaki sem maionese	1 unidade	40 pontos
Yakisoba	½ porção	15 pontos

RESTAURANTE ÁRABE

Abobrinha recheada	1 unidade	40 pontos
Arroz de frango	1 colher (sopa)	20 pontos
Arroz com lentilha	1 colher (sopa)	10 pontos
Arroz sírio	1 colher (sopa)	10 pontos
Babaganuche	1 colher (sopa)	10 pontos
Chancliche	1 colher (sopa)	25 pontos
Charuto de uva	1 unidade pequena	7 pontos
Charuto de repolho	1 unidade pequena	15 pontos
Coalhada fresca	1 copo (200ml)	40 pontos
Coalhada seca	1 colher (sopa)	15 pontos
Esfiha (carne)	1 unidade	40 pontos
Esfiha (queijo)	1 unidade	60 pontos
Esfiha fechada	1 unidade	60 pontos
Esfiha (verdura)	1 unidade	30 pontos
Homus	1 colher (sopa)	15 pontos
Kafta	1 unidade	50 pontos
Michui (frango/carne)	1 unidade	50 pontos
Quibe assado	1 pedaço (60g)	50 pontos
Quibe cru	2 colheres (sopa)	30 pontos
Quibe frito	1 unidade	70 pontos
Salada Almanara	1 porção	80 pontos
Tabule sem azeite	2 colheres (sopa) cheias	25 pontos

WRAPS

Couvert light	35 pontos
Italiano	197 pontos
Mexicano	137 pontos
Vicking	119 pontos
Catalão	120 pontos
Salada verde	57 pontos
Salada oriental	16 pontos

GALETOS

Clássico	357 pontos
½ clássico	179 pontos

SANDUÍCHES

Americano	1 unidade	165 pontos
Bauru	1 unidade	100 pontos
Beirute sem maionese	1 unidade	150 pontos
Cachorro-quente	1 unidade	92 pontos
Cheeseburger	1 unidade	120 pontos
Cheese-salada	1 unidade	160 pontos
Misto-quente	1 unidade	100 pontos
Queijo-quente	1 unidade	100 pontos

SUBWAY (15CM)

Carne	14 pontos
Frango Pizzaiolo	92 pontos
Peito de peru	83 pontos
Vegetariano	66 pontos
Rosbife	88 pontos

Almôndegas	138 pontos
Pizza Sub/BMT/Melt	116 pontos

PIZZAS (1 FATIA MÉDIA)

Atum	74 pontos
Calabresa	100 pontos
Escarola	74 pontos
Frango com catupiry	90 pontos
Marguerita	81 pontos
Muçarela	81 pontos
Portuguesa	100 pontos
Quatro queijos	120 pontos

McDONALD'S

Big Mac	140 pontos
Big Tasty	234 pontos
Cheddar McMelt	140 pontos
Cheeseburguer	85 pontos
Chicken Club Grill	151 pontos
Chicken McNuggets com 6 unidades	66 pontos
Hambúrguer	72 pontos
McChicken	126 pontos
McColosso	80 pontos
McDuplo	113 pontos
McFish	14 pontos
McFritas (pequena)	57 pontos
McFritas (média)	80 pontos
McFritas (grande)	114 pontos
McFruit (300ml)	32 pontos
McFruit (500ml)	53 pontos
Premium Salad	29 pontos

Premium Salad Grill		62 pontos
Milk Shake pequeno		65 pontos
Milk Shake médio		114 pontos
Quarteirão com queijo		155 pontos
Sorvete de casquinha		54 pontos
Sundae		84 pontos
Torta		63 pontos
Wrap Grill Lemon		85 pontos

BAKED POTATO

Batata sem manteiga	1 unidade	95 pontos
Batata com manteiga	1 unidade	155 pontos
Pão de batata	1 unidade	60 pontos
Recheio gorgonzola/ requeijão/cheddar		60 pontos
Recheio camembert/ bacon/provolone		35 pontos
Recheio de frango/ camarão/brócolis		35 pontos
Recheio de estrogonofe		75 pontos

RESTAURANTE CHINÊS

Arroz frito	2 colheres (sopa)	18 pontos
Bifum	1 xícara (chá)	63 pontos
Camarão ao molho apimentado	2 colheres (sopa)	21 pontos
Camarão empanado	1 unidade	42 pontos
Carne chop suey	2 colheres (sopa)	20 pontos
Carne com cebola	2 colheres (sopa)	22 pontos
Carne com moyashi	2 colheres (sopa)	19 pontos
Carne com brócolis	2 colheres (sopa)	21 pontos

Carne ao molho curry	2 colheres (sopa)	22 pontos
Carne com legumes	2 colheres (sopa)	20 pontos
Frango agridoce	2 colheres (sopa)	21 pontos
Frango com legumes	2 colheres (sopa)	18 pontos
Frango empanado	2 colheres (sopa)	38 pontos
Frango ao molho curry	2 colheres (sopa)	19 pontos
Frango ao molho de gengibre	2 colheres (sopa)	39 pontos
Frango à passarinho	2 colheres (sopa)	21 pontos
Frango xadrez	2 colheres (sopa)	24 pontos
Frutas carameladas	1 unidade	30 pontos
Lombo frito	2 colheres (sopa)	43 pontos
Lombo agridoce	2 colheres (sopa)	21 pontos
Lombo empanado	2 colheres (sopa)	41 pontos
Peixe ao molho apimentado	2 colheres (sopa)	24 pontos
Peixe com legumes	2 colheres (sopa)	19 pontos
Peixe empanado	2 colheres (sopa)	33 pontos
Rolinho primavera	1 unidade	50 pontos
Rolinho de queijo	1 unidade	67 pontos
Yakisoba vegetariano	1 xícara (chá)	39 pontos
Yakisoba de carne/ frango	1 xícara (chá)	60 pontos
Yakimeshi	1 xícara (chá)	63 pontos

RESTAURANTE AMÉRICA

Batata frita (260g)	234 pontos
Cheesecake Romeu e Julieta light	49 pontos
Chicken light	113 pontos
Fettucine na manteiga	188 pontos
Fettuccine à bolonhesa	162 pontos
Fettuccine tomates frescos	19 pontos
Fettuccine paulista/três molhos	218 pontos
Fettuccine champignon com ricota	173 pontos

Frozen yogurt (200g)	69 pontos
Frozen yogurt diet (150g)	26 pontos
Fruits & Frozen	46 pontos
Grilled Salmon (150g)	356 pontos
Milkshake duplo de chocolate	310 pontos
Molho de gengibre (100g)	28 pontos
Molho de alcaparra (100g)	29 pontos
Molho caesar (100g)	28 pontos
Molho vinagrete (40g)	58 pontos
Molho de mel com mostarda (100g)	38 pontos
NY Steak America (230g)	274 pontos
Onion Rings (533g)	178 pontos
Paillard de filé-mignon (150g)	110 pontos
Paillard de frango (150g)	18 pontos
Passion Frozen	51 pontos
Picanha (260g)	192 pontos
Saint Peter America	133 pontos
Salada Carpaccio sem molho	75 pontos
Salada Carpaccio com molho	11 pontos
Salada Caesar com frango grelhado sem molho	121 pontos
Salada Caesar com frango grelhado com molho	129 pontos
Salada Soho sem molho	91 pontos
Salada Soho com molho	163 pontos
Salada Dakota sem molho	60 pontos
Salada Dakota com molho	145 pontos
Salada Super Yuppie sem molho	58 pontos
Salada Super Yuppie com molho	70 pontos
Salada Oriental sem molho	66 pontos
Salada Oriental com molho	75 pontos
Salada Flórida sem molho	70 pontos
Salada Flórida com molho	137 pontos

Salada Italiana sem molho	14 pontos
Salada Italiana com molho	166 pontos
Salmon Light América (150g)	141 pontos
Steak Salad sem molho	89 pontos
Steak Salad com molho	118 pontos
Texas Burguer	38 pontos
Truta América	216 pontos
Vegetais grelhados	83 pontos

OBSERVAÇÕES

1) As preparações devem ser grelhadas, assadas ou cozidas; se houver fritura simples (em imersão), os pontos deverão ser multiplicados por 3 ou, se houver fritura à milanesa ou empanada, os pontos deverão ser multiplicados por 4.

2) O tempero das preparações deve ser computado ao final de cada refeição, acrescendo-se 15 pontos, sem levar em conta o tempero das saladas, que deve ser computado à parte.

3) Temperos à vontade: aceto balsâmico, sal, suco de limão, alho, cheiro verde, vinagre, pimenta, curry, estragão, raiz-forte, salsão, gengibre, louro, hortelã, mostarda em grão, canela, cominho, tomilho, alecrim, noz-moscada, alcaparras, shoyo.

4) Água, chá, café e limonada sem açúcar não valem pontos.

5) Adoçante dietético não vale pontos.

6) Utilizar o óleo de sua preferência: soja, milho, girassol, canola ou azeite.

7) Coma devagar e mastigue bem os alimentos.

8) Evite líquidos durante as refeições.

9) Leia o rótulo dos alimentos para se informar sobre a quantidade de gordura trans. Recomendamos que o consumo de alimentos com gordura trans seja esporádico e com moderação.

10) Anote diariamente os alimentos consumidos, as respectivas quantidades e o número de pontos, para saber se o total foi ultrapassado e se será necessária a compensação no dia posterior.

11) FAÇA EXERCÍCIOS; MEXA-SE.

12) Conversão de medidas caseiras:

    1 colher (sopa) = 3 colheres (chá)
    1 colher de arroz = 2 colheres (sopa)
    1 escumadeira (média) = 5 colheres (sopa)
    1 concha média = 5 colheres (sopa)
    1 xícara (chá) = 7 colheres (sopa)

Este livro foi composto na tipologia Minion Pro,
em corpo 11,5/15,6, impresso em papel offwhite,
no Sistema Cameron da Divisão Gráfica
da Distribuidora Record.